クリニカル・
レクチャー

柔道整復
実践技術

監修
平澤泰介
京都府立医科大学 名誉教授

編集
樽本修和
帝京平成大学 ヒューマンケア学部 柔道整復学科 教授

MEDICAL VIEW

Practical Skills of Judo Therapy: Clinical Lecture
(ISBN 978-4-7583-1939-3 C3047)

Chief editor：Yasusuke Hirasawa
Editor：Nagayoshi Tarumoto

2019. 3.10   1st ed

©MEDICAL VIEW, 2019
Printed and Bound in Japan

Medical View Co., Ltd.
2-30 Ichigayahonmuracho, Shinjyukuku, Tokyo, 162-0845, Japan
E-mail ed@medicalview.co.jp

編集の序

　柔道整復の歴史は古く，武道と結びつくことで独特の発展を遂げ，その医療技術は柔道整復術として現代に継承されている。近年，高齢化やスポーツ愛好家の増加に伴い，柔道整復師による手術をしないでケガを治す技術，整復や固定といった技術に対するニーズはますます高まっている。こうした背景を受けて，厚生労働省は平成27（2015）年に柔道整復師学校養成施設カリキュラム等改善検討会を設置し，学校養成施設における臨床実習の充実および柔道整復師の質の向上などについて検討し，これまでに増して臨床教育を強化することとなった。

　本書は，柔道整復師を目指す学生や，すでに臨床現場で活躍している柔道整復師を対象とした，臨床実習や現場で多く遭遇する外傷についての実践的な技術書である。学生は，実技の授業や臨床実習のサブテキストとして，資格取得者は臨床時の技術書として活用されたい。そのために，臨床技術の再現性に重点を置き，解説は箇条書きで簡潔に，その分，写真やイラストを豊富に盛り込み，視覚的に理解できるように工夫した。

　内容は，評価法，徒手検査法，骨折・脱臼・筋腱軟部組織損傷については，概要，治療の流れ，整復・固定法のポイントを1冊で理解できるように工夫されている。

　「第1章　柔道整復の評価法・徒手検査の概要」では，医療面接・問診・視診・触診・四肢計測・関節可動域（ROM）計測・徒手筋力テスト（MMT）・整復と固定について述べた。

　「第2章　上肢　臨床編」では，肩関節前方脱臼・肩鎖関節脱臼・鎖骨骨折（中・外1/3境界部骨折），肘関節後方脱臼・肘内障など，コーレス骨折・中手骨頚部骨折（ボクサー骨折）・近位指節間関節背側脱臼・ロッキングフィンガー・マレットフィンガー（槌指）などについて述べた。特に，コーレス骨折の整復・固定については，患者の苦痛を最小限に抑える方法について，図や写真を多用してわかりやすく解説している。

　「第3章　下肢　臨床編」では，膝関節内側側副靱帯損傷・前十字靱帯損傷・半月板損傷，下腿三頭筋肉ばなれ・アキレス腱断裂・足関節捻挫（足関節外側靱帯損傷）・第5中足骨結節部骨折（下駄骨折）などについて述べた。特に，膝関節の検査法，および足関節捻挫の治療法については，図や写真を用いてわかりやすく解説している。

　「第4章　顔面部・体幹の外傷　臨床編」では，顎関節前方脱臼・肋骨骨折などについて述べた。特に，顎関節前方脱臼の整復法を詳述し，図や写真を多用してわかりやすく解説している。

　本書の執筆は，臨床・教育経験豊富な先生方が行っているので，学生から臨床家まで幅広い層に対応できる内容の実践書になったと確信している。われわれ柔道整復師は，知識・技術の研鑽と，患者に対し極力痛みを与えず，安全で安心のできる治療が求められるため，その一助となれば幸いである。第5章では，整形外科医から本書全般にわたり辛辣な意見をいただいた。医接連携が重視されるなか，画期的なことであると考えている。意見が割れることが予想されるが，本書の解釈は臨床現場で活躍される読者諸氏に判断を委ね，また不備な点についてはご教示をお願いしたい。

　今回，「クリニカル・レクチャー柔道整復　実践技術」を刊行できることは，長きにわたり柔道整復の臨床と教育・研究に尽力してきた立場から，望外の喜びである。刊行にあたり，本書の編集にご協力いただいたメジカルビュー社スタッフの方々に心から御礼を申し上げたい。

　　2019年1月

　　　　　　　　　　　　　　　　　　　　　　　　　　　　　　　　　　　　　樽本修和

監修の序

　最近の医療の動きをみますと少子高齢化社会の到来とともに，人々の生活の質（quality of life：QOL）を大切にし，外傷や疾患によって生じる二次的障害を積極的に予防しようとする傾向が強くなり，「リハビリテーション医療」が注目されるようになりました。このように残る障害を最小限にとどめ，早期回復そして早期社会復帰へと導くリハビリテーション医療の知識や技術についても深い理解をもって臨床にあたる重要性がクローズアップされるようになりました。

　また近年，大災害や交通事故などが多く発生して，救急現場でみる損傷部の病態は多様性を呈しています。同時に「運動器」の損傷や疾患で病院を訪ねて来る人の数も増加の一途を辿っています。

　さて日常生活活動（activities of daily living：ADL）は，骨・関節，靱帯，神経などで構成される運動器が中心となって行われます。運動器の外傷・疾患によって生じる障害は歩行・書字・食事など，さらには仕事や社会活動に大きな困難を生じさせます。これらに対処すべく病院の訓練室では理学療法士が歩行訓練などを，また作業療法士が食事動作などの生活能力を高めるための訓練の適応を吟味しながら，ADLの早期獲得をめざして治療にあたっています。すなわち，種々の障害をかかえる個々の患者に対して「チーム医療」で対応するようになったのです。チームのメンバーは医師を中心として看護師，種々のセラピスト，ソーシャル・ワーカーなどで，個々の症例に対して各自の立場から医療上のアプローチを中心に頻繁に検討会を開催し，経過や方針についての検討を行い，より良い治療成績を得ているのです。

　以上のようにひとりひとりの疾病や障害に対して専門家がチームワークで対処する時代となりました。それが人々のための健康維持のために大切であり，平均寿命の延伸から健康寿命の延伸へと貢献してゆくものと考えます。柔道整復師も孤立せずに東洋医学や西洋医学と連携をとり合って進んでゆくことによって人々のさらなる幸せを提供してゆけることと信じます。

　メジカルビュー社から今まで『柔道整復師 ブルー・ノート 基礎編』『柔道整復師 イエロー・ノート 臨床編』『柔道整復師 グリーン・ノート 基礎／臨床編』と種々の参考書が出版されていますが，それらの基礎や臨床に役立つ書籍で充分に学び，活用することによって知識をレベルアップし，切磋琢磨してゆくことが大切です。

　今まで出版された柔道整復の実技の書が多くあるなかで，より臨床に役立つ実践書として本書が完成しました。柔道整復師の育成のための教育経験豊かなこの道のエキスパートの先生方の努力によってまとめられました。日常診療で遭遇する頻度の高い外傷例を選び，必要な知識をまとめ，わかりやすいイラストや画像に簡潔な表現でポイントを提示しています。将来，臨床の場においても座右に置いて知識や技術を確かめるために活用していただきたいと思います。

　発刊にあたり，編集・出版に多大なる尽力をいただいたメジカルビュー社のスタッフの方々に心から感謝申し上げます。

2019年1月

平澤泰介

編集協力を代表して

　私自身，柔道整復師の資格を取得してすぐに思ったのは，「治療」に特化した書籍をほとんど目にしないということでした。外傷治療を生業とする資格で，「治療」の書籍を見受けないことに当時は驚きました。確かに外傷に対する施術は病態，損傷程度，年齢，性別，生活背景など，同じ疾患名であっても答えは患者さんにより異なります。「治療」において万人に通ずる手法はなく，答えは常に一つではありません。また治療においていかに「根拠」に基づくか問われているなか，経験則を列挙するわけにはいきません。これらのことが「治療」に特化する書籍を出版するのが困難な理由ではないかと考えられます。この書籍は私自身が欲しかったものであり，臨床現場において試行錯誤している若手柔道整復師の一助となればと考えています。

　柔道整復師の大学ができて15年経ちます。個人的な意見ではございますが，熟練の柔道整復師が「経験則」を世間に披露し，「本当にその治療は有用なのか？」「実はあまり意味がないのでは？」など，若い学生が問題提起し，それを研究し，「根拠」を確立していくことが柔道整復の大学が出来たことの意義と考えています。

　先述したように，「治療」に答えは一つではありません。日本中にいる熟練の先生方からはこの書籍を読んで「自分ならこう治す」「こういうアプローチが必要」など，たくさんのご意見が生まれるかと想像しています。私はさまざまなところから類似する書籍が刊行されて，そして本屋さんに「柔道整復師」のコーナーができることを心より願います。

　最後にこの書籍を刊行するにあたって長年の経験を惜しみなく披露して頂いた著者の先生方，ご尽力いただいたメジカルビュー社の髙橋祐太朗氏，小松朋寛氏に心より御礼申し上げます。

　2019年1月

加藤明雄

執筆者一覧

■監　修
平澤泰介	京都府立医科大学 名誉教授

■編　集
樽本修和	帝京平成大学 ヒューマンケア学部 柔道整復学科 教授

■編集協力
伊藤　譲	日本体育大学 保健医療学部 整復医療学科 教授
佐藤裕二	帝京平成大学 ヒューマンケア学部 柔道整復学科 准教授
田宮慎二	帝京平成大学 ヒューマンケア学部 柔道整復学科 准教授
加藤明雄	帝京平成大学 ヒューマンケア学部 柔道整復学科 講師
煙山奨也	帝京平成大学 ヒューマンケア学部 柔道整復学科 講師

■執筆者（掲載順）
煙山奨也	帝京平成大学 ヒューマンケア学部 柔道整復学科 講師
伊藤　譲	日本体育大学 保健医療学部 整復医療学科 教授
行田直人	帝京科学大学 医療科学部 東京柔道整復学科 准教授
田口大輔	帝京大学 医療技術学部 柔道整復学科 講師
大澤裕行	了德寺大学 健康科学部 整復医療・トレーナー学科 教授
加藤明雄	帝京平成大学 ヒューマンケア学部 柔道整復学科 講師
田宮慎二	帝京平成大学 ヒューマンケア学部 柔道整復学科 准教授
小野澤大輔	帝京平成大学 ヒューマンケア学部 柔道整復学科 講師
櫻井庄二	帝京大学 医療技術学部 柔道整復学科 教授
樽本修和	帝京平成大学 ヒューマンケア学部 柔道整復学科 教授
樽本悦郎	専門学校 白寿医療学院，樽本接骨院
二神弘子	帝京科学大学 医療科学部 東京柔道整復学科 教授
西沢正樹	帝京平成大学 ヒューマンケア学部 柔道整復学科
鈴木義博	帝京平成大学 ヒューマンケア学部 柔道整復学科 准教授
市毛雅之	帝京科学大学 医療科学部 東京柔道整復学科 教授
佐藤裕二	帝京平成大学 ヒューマンケア学部 柔道整復学科 准教授
細野　昇	呉竹医療専門学校
原口力也	帝京平成大学 ヒューマンケア学部 柔道整復学科 准教授
佐藤光浩	帝京科学大学 医療科学部 柔道整復学科 講師
荒木誠一	帝京平成大学 健康医療スポーツ学部 柔道整復学科 准教授
廣岡　聡	関西医療学園専門学校
伊藤正明	帝京平成大学 ヒューマンケア学部 鍼灸学科 教授

目次

1章 柔道整復の評価法・徒手検査の概要

1 医療面接（問診） ……………………………………………… 煙山奨也 2
　医療面接とは ……………………………………………………………… 2
　医療面接で聴取すべき内容 ……………………………………………… 3

2 視診 ……………………………………………………………… 伊藤 譲 6
　来所時の観察 ……………………………………………………………… 6
　全身の観察 ………………………………………………………………… 6
　局所の観察 ………………………………………………………………… 7
　疾患別視診のポイント …………………………………………………… 8

3 触診 ……………………………………………………………… 行田直人 9
　触診の訓練 ………………………………………………………………… 9
　触診の実際 ………………………………………………………………… 10
　脈の触診 …………………………………………………………………… 11
　感覚検査 …………………………………………………………………… 11

4 四肢計測 ………………………………………………………… 田口大輔 12
　上肢長の計測 ……………………………………………………………… 12
　下肢長の計測 ……………………………………………………………… 12
　上肢周径の計測 …………………………………………………………… 13
　下肢周径の計測 …………………………………………………………… 14

5 関節可動域（ROM）計測 ……………………………………… 田口大輔 15
　運動の種類 ………………………………………………………………… 15
　ROM計測の基準 …………………………………………………………… 15
　計測上の注意点 …………………………………………………………… 16

6 徒手筋力テスト（MMT） ……………………………………… 田口大輔 17
　目的 ………………………………………………………………………… 17
　評価基準 …………………………………………………………………… 17
　評価の進め方 ……………………………………………………………… 18
　評価時の注意点 …………………………………………………………… 18

7 整復と固定 ………………………………………………………… 田口大輔 19
　　整復 ……………………………………………………………………………… 19
　　固定 ……………………………………………………………………………… 20

2章　上肢　臨床編

1 肩関節周辺部の外傷 ……………………………………………………… 24

1 肩関節前方脱臼 ……………………………………… 大澤裕行, 加藤明雄 24
　　スパゾ（Spaso）法〔リバーススティムソン（reverse Stimson）法〕 ………… 27
　　ジャネッキー（Janecki）法 ……………………………………………………… 29
　　ミルヒ（Milch）法 ……………………………………………………………… 31
　　ファレス（FARES）法，ゼロポジション法 …………………………………… 32
　　尾崎法 …………………………………………………………………………… 34
　　外旋法 …………………………………………………………………………… 35
　　スティムソン（Stimson）法，肩甲骨回旋（scapula manipulation）法 …… 36
　　ヒポクラテス（Hippocrates）法 ………………………………………………… 37
　　固定 ……………………………………………………………………………… 38
　　補足 ……………………………………………………………………………… 39

2 肩鎖関節脱臼 ………………………………………… 大澤裕行, 加藤明雄 40
　　整復法 …………………………………………………………………………… 43
　　固定法 …………………………………………………………………………… 44
　　補足 ……………………………………………………………………………… 46

3 鎖骨骨折（中・外1/3境界部骨折） ………………… 大澤裕行, 加藤明雄 48
　　整復法 …………………………………………………………………………… 50
　　固定 ……………………………………………………………………………… 52
　　補足 ……………………………………………………………………………… 57

2 肘関節～前腕部の外傷 …………………………………………………… 60

1 肘関節後方脱臼 ………………………… 田宮慎二, 加藤明雄, 小野澤大輔 60
　　3人整復法 ……………………………………………………………………… 61
　　2人整復法 ……………………………………………………………………… 62
　　布懸け法① ……………………………………………………………………… 63
　　布懸け法② ……………………………………………………………………… 64
　　1人整復法 ……………………………………………………………………… 64
　　固定法 …………………………………………………………………………… 65
　　補足 ……………………………………………………………………………… 68

2　肘内障 …………………………… 櫻井庄二，加藤明雄，小野澤大輔　70
　　　整復法 …………………………………………………………… 72
　　　補足 ……………………………………………………………… 77

3　コーレス骨折 ………………………………… 樽本修和，加藤明雄　78
　　　牽引直圧整復法 ………………………………………………… 79
　　　屈曲整復法 ……………………………………………………… 90
　　　持続牽引法 ……………………………………………………… 91
　　　補足 ……………………………………………………………… 97

3　手指部の外傷 …………………………………………………… 98

1　中手骨頚部骨折（ボクサー骨折） ……………… 樽本修和，加藤明雄　98
　　　整復法 ………………………………………………………… 100
　　　固定 …………………………………………………………… 103
　　　固定（初回固定から2，3週間後） …………………………… 109
　　　固定（初回固定から約4週間後，バディ固定） ……………… 110
　　　補足 …………………………………………………………… 110

2　近位指節間関節背側脱臼 ……………… 樽本悦郎，二神弘子，西沢正樹　112
　　　整復法① ……………………………………………………… 114
　　　整復法② ……………………………………………………… 115
　　　固定法 ………………………………………………………… 116
　　　補足 …………………………………………………………… 121

3　ロッキングフィンガー ………… 樽本悦郎，樽本修和，二神弘子，西沢正樹　122
　　　整復法－示指〜小指のロッキングフィンガー ……………… 124
　　　整復法－母指のロッキングフィンガー ……………………… 125
　　　補足 …………………………………………………………… 127

4　マレットフィンガー（槌指） ………………… 樽本悦郎，二神弘子，西沢正樹　128
　　　整復法－マレットフィンガーⅡ型 …………………………… 130
　　　整復法－マレットフィンガーⅢ型 …………………………… 131
　　　固定法－マレットフィンガーⅠ型 …………………………… 131
　　　固定法－マレットフィンガーⅡ・Ⅲ型 ……………………… 132
　　　補足 …………………………………………………………… 134

3章　下肢　臨床編

1　大腿部〜膝関節周辺部の外傷 ... 136

1　膝関節内側側副靱帯損傷 ... 鈴木義博，田宮慎二　136
　徒手整復法 ... 138
　固定 ... 140
　補足 ... 141

2　前十字靱帯損傷 ... 鈴木義博，田宮慎二　142
　治療法の選択 ... 144
　徒手検査法 ... 144
　補足 ... 147

3　半月板損傷 ... 鈴木義博，田宮慎二　148
　徒手検査法 ... 150
　運動療法 ... 153
　補足 ... 155

2　下腿部〜足部の外傷 ... 156

1　下腿三頭筋肉ばなれ ... 市毛雅之，佐藤裕二，細野　昇　156
　治療法 ... 158
　補足 ... 163

2　アキレス腱断裂 ... 市毛雅之，佐藤裕二，細野　昇　164
　固定具の形成 ... 165
　治療法 ... 167
　固定法 ... 168
　補足 ... 173

3　足関節捻挫（足関節外側靱帯損傷） ... 樽本修和，原口力也　176
　検査法 ... 177
　運動療法 ... 179
　固定 ... 180
　補足 ... 186

4　第5中足骨結節部骨折（下駄骨折） ... 樽本修和，原口力也　188
　整復法 ... 189
　固定法 ... 190
　補足 ... 195

4章 顔面部・体幹の外傷　臨床編

1　顎関節前方脱臼 ……………………………… 佐藤光浩, 荒木誠一, 廣岡　聡　198
　　整復法 …………………………………………………………………… 200
　　装具による固定 ………………………………………………………… 203
　　包帯固定（複頭帯） …………………………………………………… 204
　　補足 ……………………………………………………………………… 205

2　肋骨骨折 ……………………………………… 佐藤光浩, 荒木誠一, 廣岡　聡　206
　　整復法 …………………………………………………………………… 208
　　固定 ……………………………………………………………………… 209
　　補足 ……………………………………………………………………… 212

5章 整形外科医から柔道整復師へ　〜アドバイスと整形外科医が思うこと〜

1　整形外科医から柔道整復師へ ………………………………………… 伊藤正明　214
　　〜アドバイスと整形外科医が思うこと〜
　　診療における注意点 …………………………………………………… 214
　　各外傷における注意点 ………………………………………………… 216

索引 ……………………………………………………………………………… 225

1章

柔道整復の評価法・徒手検査の概要

1章 柔道整復の評価法・徒手検査の概要

1 医療面接（問診）

煙山奨也

概要

施術は的確な客観的評価からはじまる．経験に基づく評価のみでは正確性に欠けることもあるため，柔道整復においても根拠に基づく医療（EBM：evidence-based medicine）が求められている．

評価には医療面接（問診），視診，触診，検査・計測，画像評価などがあるが，触診や評価を行う前にしっかりと医療面接（問診）を行うことが重要となる．

医療面接とは

現在の医療現場においては，医療従事者と患者は対等な立場である．「医療面接（medical interview）」は，以前は医療従事者が疾病について患者に問うことから「問診」や「病歴聴取（history taking）」とよばれ，その多くは医療従事者が知りたい情報を効率よく収集するために，一問一答形式が多く用いられてきた．

以前の「問診」は，現在，患者の有する疾病に対する医学的な病歴聴取としてだけではなく，患者の病苦を知り，患者との良好な信頼関係を得るための行為として「医療面接」とよばれる．

Point

- 医療面接では，言語的コミュニケーションだけでなく，非言語的，準言語的コミュニケーションも活用することが好ましい．
- 知りたい情報に応じて「閉ざされた質問（closed question）」と「開かれた質問（open question）」を使い分けて効率よく情報を収集する必要がある．
- 「傾聴」や「支持と共感」といった技法を活用することにより，患者から効率よく情報を聴取することができる．
- 医療面接を行いやすくするためには，環境の整備や術者の身だしなみなども重要である．
- 医療面接の最初にあいさつをし，患者の氏名をフルネームで確認する．

医療面接で聴取すべき内容

表1に，医療面接で聴取すべき内容を示す。

表1　医療面接で聴取すべき内容

1. 主訴
2. 現在の症状
3. 年齢・性別
4. 受傷時期
5. 受傷原因，受傷時の状況
6. 既往歴
7. 家族歴
8. 生活様式
9. 職業，スポーツなど

1 主訴

　主訴は患者が来院するきっかけとなった愁訴のことである。外傷の場合，多くは「○○が痛い」「動かせない」「変形している」「腫れている」「しびれている」などである。主訴は来院する動機となるため，主訴の聴取は最初に行う必要がある。

　主訴の把握は重要であるが，外傷の場合は主訴以外の損傷を合併することがあるので，主訴以外の症状や気になる点がないか確認することもきわめて重要である。

2 現在の症状

　主訴と重なることも多いが，現在の症状を詳しく聞く必要がある。どこが（部位），どんなふうに（性状）を聴取する。特に疼痛やしびれ，性状に関しては詳細に聴取する。疼痛の部位，程度，種類を聴取することは，損傷の程度や受傷組織の鑑別など，病態を知るうえで重要となる。

　また，どのような動作で疼痛が生じるのか，どのような動作が困難であるのか，歩行可能か，など，動作に関しても確認する。

3 年齢・性別

　患者の年齢・性別は問診表などで確認することも多いが，非常に重要な情報である。

　年齢や性別から骨折の部位や骨折型を推定できることもある。また年齢により，治療期間や施術方法が異なることもあるため，必ず聴取する。

4 受傷時期

　患者は受傷直後に来所するとは限らない。そのため，受傷時期（受傷時間）を把握することが必要となる。腫脹は時間の経過とともに出現するが，受傷からの経過時間を把握することにより，腫脹の出現速度を知ることができる。腫脹の出現速度は，損傷部位，損傷組織，損傷程度により変化するため，鑑別するうえで重要となる。

　また，受傷から来所までに時間が経過している場合には，整復が困難となることもある。施術方法の選択にもかかわるため，受傷時期の確認を行う必要がある。

5 受傷原因，受傷時の状況

　受傷原因を把握することは最も重要である。患者自身や受傷時の目撃者より，受傷時の状況を聴取する。

　まず受傷原因から高エネルギー外傷（high energy trauma）かどうかを確認する必要がある。高エネルギー外傷の場合は，生命にかかわる可能性があるため，可及的速やかに医科へ搬送する必要がある。

　受傷の原因や受傷時の肢位を明確にすることにより，外力の作用や損傷の形態，損傷部位，損傷の程度を推定できることが多い。患者自身だけでは受傷時の状況がはっきりしないことも多いため，可能であれば受傷時の目撃者からも情報を聴取することが好ましい。

> **Point**
> ●高エネルギー外傷の多くは交通事故が原因として考えられる。高エネルギー外傷の明確な定義はないが，実際に患者から聴取した受傷時の例を次に挙げる。
> ・高所（6m以上）からの墜落
> ・機械器具に挟まれる
> ・体幹部が挟まれる
> ・5m以上跳ねとばされる
> ・バイク事故でバイクと運転者の距離が離れている
> ・車両事故で車外に放り出される
> ・8km/h以上で車に轢かれる
> ・車両の横転事故
> 　　　　　　　　　　　　　　　　　　　　　　　　　　　　　　　　　　　など

6 既往歴

　既往歴を確認することにより，病的骨折や再骨折などの鑑別ができる。また，悪性腫瘍や糖尿病，アレルギー，精神疾患などの有無は施術方法にも影響を与えるため，必ず聴取する。

7 家族歴

骨折の場合，先天性疾患による病的骨折も考えられるため，家族歴の確認が必要となる。また，血縁者における糖尿病などの疾患の有無を聴取する。

8 生活様式

保存療法では治癒までには数週間かかり，その間，患者は固定などを施された状態で日常生活を送ることとなる。そのため，患者の生活様式を把握し，その生活に合った施術を行う必要がある。

同居している家族の有無や，自宅の段差，階段の有無，寝具の種類，移動手段（自家用車，電車移動など）の確認を行う。また嗜好品や飲酒，喫煙に関しても治癒機序に影響を及ぼすため，確認が必要となる。

生活様式を知ることにより，日常生活での注意点や禁忌の指導，アドバイスなどをすることが可能となる。

9 職業，スポーツなど

生活様式とともに職業の確認が必要となる。職業では業種のみならず，具体的な作業内容を聴取する。立ち仕事なのか，手を使う仕事なのか，肉体労働なのか，デスクワークが中心なのかは，治療中の生活だけでなく，ゴール（治癒目標）の設定にも影響を及ぼす。また，学生であっても専攻や学習内容（実技や実習の有無）によっても生活に違いがあるため，確認が必要となる。

ほかにも，スポーツ活動の有無を聴取する。スポーツの種類だけでなく，ポジションやプレースタイルも聴取する。近年は学生の部活動以外に，社会人でもスポーツを愛好する人が増えているため，スポーツ復帰を考慮したゴール設定をすることも必要となる。

> **Point**
> ● 医療面接（問診）により，損傷部位や程度，損傷の形態をある程度推定できるが，医療面接で得られた情報を過信せず，視診，触診，測定・検査を行い，総合的に判断することが重要である。

1章 柔道整復の評価法・徒手検査の概要

2 視診

伊藤 譲

概要

視診とは，目で見て観察することである．視診は，柔道整復師が病態を把握するための最重要項目の1つといえる．正確かつ速やかな病態の把握は，通常の診療はもちろん，特に応急手当を要する状況では欠かせない技術である．視診は，問診の前から行うこととなり，施術所では患者の来所時の歩き方や姿勢などをみることから始まり，スポーツの現場では，スポーツ動作の観察も，広い意味で視診の役割をもつ．さらに問診によって得た情報をもとに，全身の観察から局所の観察へと進めていく．それは評価全体を通じて行う．柔道整復師の施術対象である運動器外傷において，局所の観察で正確な情報を得るためには，患部を直接みること，すなわち被服を可能な限り取り除いてその状態を確認することが欠かせない．そして，問診と視診で得た情報をもとに触診へと進める．

来所時の観察

運動器の損傷では，特に疼痛が，歩容，動作，姿勢，肢位に影響を与える．問診を行う前の視診としての来所時の観察では，直感的ではあるが，疼痛の部位やその程度を把握することが可能である（**表1**）．

表1 来所時の観察のポイント

顔色	蒼白，紅潮など
歩容	跛行，すり足歩行など
動作	動かさない肢があるかなど
姿勢	前屈姿勢をとっているかなど
肢位	特有の肢位（疼痛緩和肢位など）をとっているかなど
その他	冷や汗，呼吸の仕方など

全身の観察

医療面接（問診）により得られた，主訴や受傷機転，自覚症状などの情報をもとに，まず全身を観察する．

1 立位姿勢

　頭部の傾斜，左右の肩の高さ，脊椎の前弯・後弯・側弯の有無や程度，骨盤の傾斜や前・後傾，脚長差，O・X脚などの下肢のアライメント異常，反張膝などを，大まかに把握する。

2 体型

　肥満，るいそう，低・高身長かどうかなどを把握する。

局所の観察

　局所の観察のポイントを**表2**に示す。

表2　局所の観察のポイント

創や出血	開放創は柔道整復師の業務範囲外であるため，直ちに医師に紹介する
変形	骨折や脱臼による変形や退行性変性など，さまざまな原因で変形が生じる
腫脹	高度の腫脹の場合は，皮膚は光沢を帯びる（しわが伸びきるため）
浮腫	外傷や基礎疾患が原因となる
腫瘤	ガングリオンなどを示唆する
筋萎縮	末梢神経障害などの原因が考えられる
皮下出血斑	骨折や打撲，筋・腱・靱帯損傷などに伴って出現する
点状出血斑	脂肪塞栓症候群を示唆する
水疱	肘や足関節の骨折などに伴う高度の腫脹に伴って生じる
壊死，壊疽	壊死は阻血性拘縮や糖尿病などに伴って，壊疽は凍傷や感染に伴って生じることがある
皮膚病変，皮膚潰瘍	皮膚の状態を確認しておく
異常発毛	二分脊椎を示唆する

疾患別視診のポイント

疾患別の視診のポイントを**表3**に示す。

表3 疾患別視診のポイント

骨折	疼痛緩和肢位をとる
	動作や歩行時に患部の動揺を避けるようにする
	骨片転位による外観の変形を認める
	骨折部の腫脹（鎖骨骨折では，受傷直後は骨折部が明瞭であっても，時間経過とともに腫脹が増大し，骨折部は不明瞭になる）
	皮下出血斑（通常数日経過すると，骨折後の肢位で，骨折部の重力方向に皮下出血斑が出現する。皮下直下に骨片がある場合は，骨折直後から暗赤色の皮下出血を認める場合がある）
脱臼	患肢を動かさない
	関節部の変形を認める
靱帯損傷	下肢の靱帯が断裂した場合は，歩行不能や，歩行困難となる
	損傷靱帯部や，その周囲の腫脹を認める
	損傷靱帯部や断裂部の重力方向の皮下出血斑が出現する
打撲	打撲部の腫脹
	皮膚に近い組織の損傷では皮下出血斑を認める
肉ばなれ	損傷筋を動かしたがらない。下肢の場合は跛行を認める
	損傷の程度が大きい場合，受傷直後に損傷部の陥凹を認める
	損傷の程度に応じて，損傷部の重力方向に皮下出血斑が出現する
腱断裂	下肢の場合，跛行を認める
	断裂部やその周囲の腫脹（受傷後の経過時間により，腫脹の範囲と程度が変化する）
	アキレス腱断裂では断裂部の陥凹を認める
	上腕二頭筋長頭腱断裂では，筋収縮時に遠位に膨隆がみられる

3 触診

行田直人

概要

触診は，問診，視診とともに患者の身体状態を把握するうえで非常に重要である．触診によって，脈拍，患部の熱感，腫脹の大きさ，筋などの緊張や傷害の程度を把握し，また前腕などの皮下に触知可能な骨に対して，骨折時の骨折線の走行を推測することが可能である．

しかし触診は，軟部組織や骨などが深層にあるため，それらの損傷状況を把握するにはある程度の訓練が必要である．また，触診を適切に行うためには，解剖学の知識が要求される．骨の形状（特に特徴的な骨端部付近の突起や顆部など），筋の形状や起始・停止部の位置，腱の走行，神経の皮膚支配領域などを理解し，それらをイメージできなければならない．例えば前腕屈筋群の損傷を想定した場合，その触診は，前腕近位側で筋腹を触知し，末梢に向かっていくに従い，腱が触知される，という流れになる．筋腹と腱，筋腹と腱の境（筋腱移行部）を的確に把握することが要求される．

触診の訓練

触診技術を身に付けるための訓練は古くから行われている．筋の緊張などを把握する訓練として，紙とひもを用いた方法がある．はじめは太めのひもを紙の下に置き，紙の上から指頭でひもの位置を探る（**図1**）．徐々に紙の枚数を増やしていくと，次第にひもの位置や形がイメージしにくくなる．およそ2cmを超える程度まで，ひもの位置や形がイメージできるとよい．辞書や雑誌に用いられている紙など，比較的薄いものを用いて練習するなど，工夫するとよい．このような訓練により，骨や軟部組織の損傷箇所を推定できるようになる．

図1 触診の練習法

a
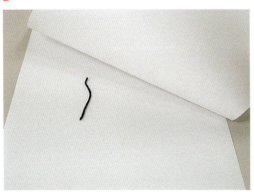

b
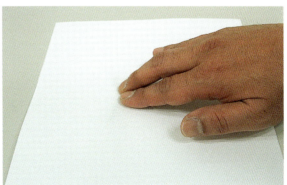

触診の実際

触診の実際は,はじめに患部と思われる箇所を含めた周囲を,手指全体を用いて触り(**図2a**),その後,数本の指頭で触る(**図2b**)。これは,知覚鈍麻の有無をみる方法でもある。筋や腱など,正常な形状と異なる箇所を感じとり,その箇所を的確に把握するために,示指や母指の指頭で,異常箇所を限局させる。さらに限局できる場合,指尖により把握することが可能である(**図2c**)。触診では,筋や腱などの異常箇所の範囲,深さや硬さが推定できる。

図2 触診の実際

a 手指全体による触診

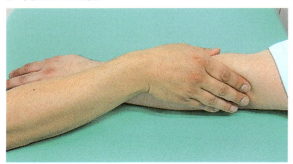

b 指頭による触診

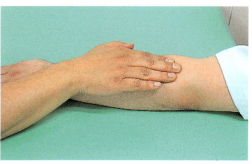

c 指尖による触診

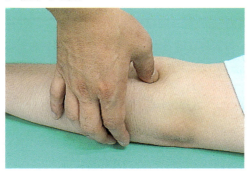

脈の触診

　脈の触診は，指腹を用いて実施する。数本の指腹（示指〜環指）で拍動部と思われる部位を広範囲に触知すると，拍動部の詳細な場所を特定しやすい（**図3a**）。また，母指腹で脈を触知する方法もある（**図3b**）。

図3　脈の触診

a　示指〜環指腹での脈の触診

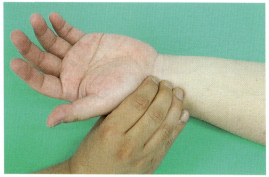

b　母指腹での脈の触診

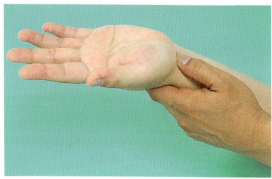

感覚検査

　感覚検査の1つとして触覚や痛覚を調べる。

1　触覚

　綿花やガーゼ（包帯の切れ端），ティッシュペーパーなどをひも状にして用いる。以前は筆が用いられていたが，感染の危険性があるため推奨されない。定量化するには2点識別覚（2点で同時に触れたときに2点として認識できる最小距離）を測定する。

2　痛覚

　つまようじを用いて刺激する。安全ピンは皮膚を損傷することもあるため，柔道整復師は用いてはならない。

> **Point**
> ● 1度使用した綿花などは再使用しない。

1章 柔道整復の評価法・徒手検査の概要

4 四肢計測

田口大輔

> **概要**
>
> 　四肢の長さを測ることにより，骨折や脱臼による延長転位や短縮転位を確認することができる．また，四肢の長さを複数の箇所で計測することは，障害されている部位を特定することにつながる．
> 　四肢の太さ（周径）を測ることにより，筋肉の萎縮や肥大の程度を確認することができる．また腫脹の確認を行うこともできる．外傷後に行う関節固定などによる廃用性萎縮の指標となり，後療法を施行する際にプログラムを選定する目安にもなる．

上肢長の計測

上肢長の計測範囲を**表1**，**図1a**に示す．

表1　上肢長の計測範囲

上肢長	肩峰外側端→橈骨茎状突起（または中指先端）
上腕長	肩峰外側端→上腕骨外側上顆
前腕長	上腕骨外側上顆→橈骨茎状突起
手長	橈骨・尺骨茎状突起を結ぶ線の中点→中指先端

> **Point**
> ● 前腕長は肘頭→尺骨茎状突起で計測する方法もある．

下肢長の計測

下肢長の計測範囲を**表2**，**図1b**に示す．

表2　下肢長の計測範囲

棘果長（SMD）	上前腸骨棘→脛骨内果
転子果長（TMD）	大腿骨大転子→腓骨外果
大腿長	大腿骨大転子→膝関節外側関節裂隙
下腿長	膝関節外側関節裂隙→腓骨外果
足長	踵後端→第1趾または第2趾先端

4 四肢計測

図1 上肢長と下肢長の種類と測定点

a 上肢長の計測

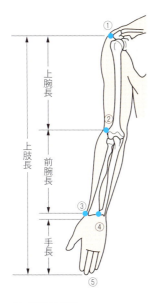

① : 肩峰外側端
② : 上腕骨外側上顆
③ : 橈骨茎状突起
④ : ③と尺骨茎状突起を結ぶ線の中点
⑤ : 中指先端

b 下肢長の計測

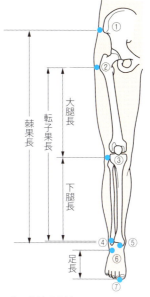

① : 上前腸骨棘
② : 大腿骨大転子
③ : 膝関節外側関節裂隙
④ : 腓骨外果
⑤ : 脛骨内果
⑥ : 踵後端
⑦ : 第1趾または第2趾先端

（文献1より改変引用）

> **Point**
> ● 棘果長と転子果長の両方を測定することにより，原因が股関節にあるのか，大腿骨・下腿骨にあるのかを鑑別することができる．転子果長に左右差がなく，棘果長に左右差がある場合には股関節（大腿骨頸部を含む）に原因があると推察される．

上肢周径の計測

上肢周径の計測部位を**表3**，**図2a** に示す．

表3 上肢周径の計測部位

上腕周径	上腕二頭筋最大隆起部
屈曲位上腕周径	上腕二頭筋最大隆起部（屈曲時）
前腕最大周径	前腕最大隆起部
前腕最小周径	前腕最小周径部（橈・尺骨の茎状突起の近位部）

下肢周径の計測

下肢周径の計測部位を**表4**, **図2b**に示す。

表4 下肢周径の計測部位

大腿周径	膝蓋骨上縁より10cm, 小児では5cm近位
下腿最大周径	下腿最大隆起部
下腿最小周径	下腿最小部（内果, 外果の直上部）

図2 四肢周径

a 上肢周径測定部

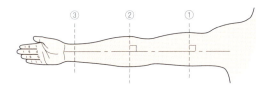

①：上腕二頭筋最大隆起部
②：前腕最大隆起部
③：前腕最小部
④：上腕二頭筋最大隆起部（屈曲時）

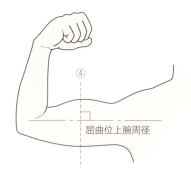

屈曲位上腕周径

b 下肢周径測定部

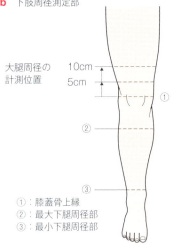

大腿周径の計測位置 10cm / 5cm

①：膝蓋骨上縁
②：最大下腿周径部
③：最小下腿周径部

（文献1より改変引用）

Point

- 大腿周径は膝蓋骨上縁より10cm近位部で計測するのが一般的であるが, 内側広筋は筋萎縮を起こしやすいことから, 内側広筋の最大膨隆部で測定する場合もある。
- 測定にはメジャー（巻尺）を用いる。
- 患側のみではなく, 必ず両側を測定する。健側との比較を行うことが重要となる。
- 計測は解剖学的肢位で行うのが一般的である。

5 関節可動域（ROM）計測

田口大輔

概要

関節可動域（ROM：range of motion）はADLを獲得するうえで大きな意味をもつ。ROM計測は，目的によって自動・他動運動のいずれかで，角度計を用いて関節の可動範囲を計測する方法である。

運動の種類

表1に，自動・他動運動の違いを示す。通常，他動運動による計測が行われる。

表1 自動・他動運動の違い

	自動運動	他動運動
概　要	被検者自身の筋力による運動	測定者や機器の力による運動
影　響	自身の筋力や運動の協調性，拮抗筋の影響を受ける	検査対象関節の構成物の異常や軟部組織の伸張性に影響される

ROM計測の基準

1995年に改正された「関節可動域表示ならびに測定法」[1] を基準とする。

Point

- 基準となる可動域は参考値である。正常であってもあてはまらない場合があることを理解する（改正前は参考可動域角度ではなく，正常可動域角度と表記されていた）。
- 正確な計測をするためには，移動軸，基本軸をしっかり把握して行う。また，計測肢位によっても，2関節筋の影響により，ROMは変化することがある。計測時には正しい肢位で，複数回の計測においても同様の肢位で行う（拘縮や疼痛により，正しい肢位で計測ができない場合はカルテにその旨を記載する）。
- 外傷の治療において，患部の固定が施されることが多い。関節固定は安静を得られるが，関節拘縮など二次的障害が引き起こされる。固定除去後において，回復過程をスクリーニングするためには正確なROM計測が必要である。
- ROMを制限する因子として，関節包，筋，靱帯，骨などが挙げられる。計測時には終末感（end feel）から制限因子を確認する。
- ROMの結果は治療効果や予後の判定に用いるだけでなく，被検者の治療に対する動機付けとなることから，カルテには正確に，経時的に記録する。

計測上の注意点

計測上の注意点を**表2**に示す。また、正しい計測を**図1**に、誤った計測を**図2**に示す。

表2　計測上の注意点

- 衣服の影響を除去するため，計測部位は十分に露出する
- 骨指標を正確に把握する
- 計測環境（室温，湿度）に注意する
- 計測部位はゆっくり動かし，被検者の検査動作による疼痛や痙性による影響を受けないようにする
- 多軸性関節（球関節など）はトリックモーション（代償運動）に注意する
- 角度計の目盛は目線の高さで読み，計測値は5°刻みで記録する
- 他動運動による計測が主であるが，必要であれば自動運動での計測も行い，その際は必ずその旨を記録する
- 角度以外に，計測時の関節運動で疼痛や終末感（end feel）があった場合は必ず記録する

図1　正しい計測

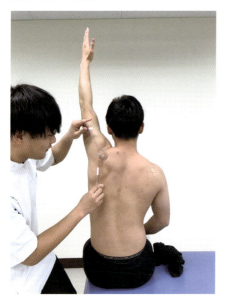

図2　誤った計測

被検者は体幹を側屈させる（代償運動）ことで，正常以上の可動域となっている

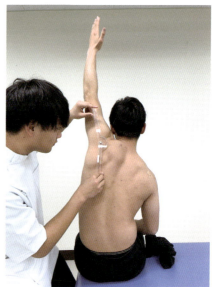

徒手筋力テスト（MMT）

田口大輔

概要

徒手筋力テスト（MMT：manual muscle testing）は，各筋や，関節ごとの筋群の量的な筋力の評価や機能評価法として用いられる。外傷の治療においては，運動器の損傷によって生じた筋力の変化を，徒手的に評価することができる。しかし徒手的に評価することから，絶対的な評価はできない。また，筋の起始や停止といった走行を正しく理解して行わなければならない。

目的

損傷した筋や筋群の選定，筋機能の確認，筋バランスの想定，損傷部位（神経性や筋性）の決定を目的とする。

評価基準

評価基準を**表1**に示す。MMTは一般的に6段階（0～5）で評価する。

表1　MMTの評価基準

筋力の段階				判定内容
5	normal	N	正常	最大の徒手抵抗を加えても，被検者はそれに抗して最終運動域を保ち続け得る場合
4	good	G	優	最大の徒手抵抗に対して被検者は最終運動域をわずかながら保持しきれない場合
3	fair	F	良	重力の抵抗だけに抗して運動可能範囲を完全に最終域まで動かせる場合
2	poor	P	可	重力の影響を最小限にした肢位でなら，運動可能範囲を完全に最終域まで動かせる場合
1	trace	T	不可	関節運動は伴わないが，運動に関与する筋または筋群に収縮を認める場合
0	zero	Z	ゼロ	筋収縮をまったく認めない場合

（文献1より一部改変引用）

Point

- MMTの検査精度を高めるために，より細分化して行う場合がある。段階2，3，4ではプラスやマイナスを付けて評価することができる。

評価の進め方

　MMTでは，3（fair）を基準とする。MMT3は重力のみに抗することができる筋力であり，重力に抗することができれば，中等度の抵抗〔MMT4（good）〕，最大の抵抗〔MMT5（normal）〕に対して検査肢位を保持することができるかを検査する。これらの検査はすべて抗重力位で，関節可動域（ROM：range of motion）の全域で行う。また，重力に抗することができなければ，検査肢位を重力免荷位に変更し，ROMの全域で可動することができればMMT2（poor），関節を可動することができなければMMT1（trace），さらに筋収縮を認めない場合はMMT0（zero）となる。

評価時の注意点

　検査時の注意点を次に示す。また，正しい計測を図1に，誤った計測を図2に示す。
- 筋力が低下した筋を主動筋とした関節での運動を行う際に，その運動を残存した筋で補完し，見かけ上の運動をすることがある（代償運動）。すべての関節において代償運動は可能であることから，MMTを行う際には代償運動の出現に留意する必要がある。
- 検査において筋収縮や関節運動を把握しやすくするために，検査部位はできるだけ露出する。
- 検査する際は対象関節よりも近位側の関節部を固定することが必要である。これは，代償運動の予防にもつながり，固定が不安定であれば検査の精度は低くなる。
- MMT4, 5の抵抗については，基準が主観的になり曖昧である。このため，検査者がしっかりと規定することが必要である。また，抵抗については対象筋の運動方向に逆らった方向に加える。この際に抵抗を加える部位は対象関節より遠位側となる。
- 検査は一般的に等尺性収縮させた抑止テスト（break test）で行われるが，ADL評価などでは，可動域の疼痛を訴える部位を把握するために，全可動域での抵抗運動テスト（make test）が用いられる。make testは随意的に最大筋力を発揮する場合であり，break testは外力に抗する形で関節肢位を保持しながら最大筋力を発揮する場合を指す。
- 損傷筋に対して，MMTを行う場合には愛護的に行う。

図1　正しい計測
肩関節外転のMMT3を実施している

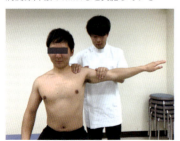

図2　誤った計測

a　体幹が側屈している

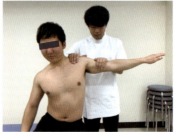

b　前腕が回外している

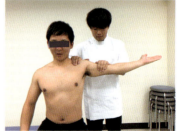

7 整復と固定

田口大輔

整復

1 整復

　整復とは外傷（骨折・脱臼など）により，骨または関節が異常な位置に転位した状態を，徒手的・観血的に解剖学的位置に復する手技である。

　応急手当で徒手的に整復を施行する場合には，外傷の状態を十分に評価し，整復適応の可否や整復動作による二次的な損傷の予防に注意する必要がある。患者には，整復前にそれを十分に説明し，同意を得て，整復後には必ず二次的損傷の有無を確認して医師の診療を促す。

2 徒手整復

　外傷により，骨または関節が異常な位置に転位した状態を，徒手的に解剖学的な正常位置に復する手技である。外傷後に可能な限り早期に整復することで，解剖学的位置異常により起こる機能異常や痛みの軽減，また二次的な周囲軟部組織の損傷や，変形を防止することができる。整復動作（手技）は，痛みを伴うことが多いことから医科では麻酔下で施行されるが，柔道整復師は無麻酔で整復することが多い。そのため，整復時には患者の痛みを常にモニタリングし，十分に配慮する必要がある。

3 整復における留意事項

　受傷後，時間の経過に伴い腫脹や筋緊張が増大し，整復が困難になるため，早期の整復が必要とされる。また整復は原則的に解剖学的に正常な位置に復することが必要だが，小児の大腿骨骨幹部骨折などの例外も存在し，年齢や部位の特異性を考慮しての判断が必要である。

4 整復の種類

骨折

●**牽引直圧整復法**

　多くの骨折型には本法が適応される。本法は，牽引力により整復されにくい捻転転位を取り除いた後に，遠位骨片を近位骨片の長軸上にゆっくりと十分に牽引し，短縮転位，屈曲転位を矯正する。その後，側方転位に対して骨折端の側方から直圧を加え，整復する。

● **屈曲整復法**

　高度な短縮転位の場合には，骨膜や周囲筋の緊張が強く長軸方向への牽引力が必要となる。また横骨折を呈している場合には，遠位骨折端が近位骨折端を越えるまでの距離が長くなる。このことから，短縮転位が高度な横骨折には本法が適応される。本法は遠位骨折端を最も抵抗する筋の筋長を短縮するように屈曲し，骨膜や周囲筋の緊張を解除する。その後，屈曲保持のまま長軸方向へ牽引，近位骨折端へ遠位骨折端を合わせ，骨折部を伸展することで整復する（**図1**）。

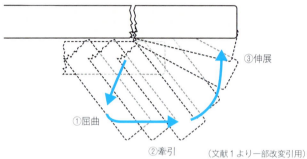

図1　屈曲整復法

（文献1より一部改変引用）

● **持続牽引法**

　持続牽引法には，皮膚の上から牽引する介達牽引と，観血的に骨格から牽引する直達牽引がある。いずれにしても，牽引する際には重錘や牽引装置などを用い，牽引力と作用させる。本法は近位骨片の長軸方向での牽引を持続的に行う方法であり，持続的牽引を行うことで，周囲筋が緊張する。再転位しやすい骨折の整復（屈曲転位，短縮転位，側方転位）や固定に使われる。しかし，回旋転位には自家矯正能力が働かないことから，牽引時の肢位には注意が必要である。

脱臼

　脱臼の整復法は一般的に保存療法が適応されることが多い。槓杆作用を応用した整復法や，牽引作用を応用した整復法などが用いられる。

固定

1　固定の目的

　固定の目的は，骨折や脱臼などの整復位保持と再転位の防止，患部を安静位保持することによる治癒環境の確保，変形の防止と矯正をすることである。

> **Point**
> ●長期間の固定や緊縛した固定は，関節拘縮や神経血管の圧迫，廃用性筋萎縮といった二次的障害を引き起こす。そのため，固定を施行する際は，患者側に対するインフォームドコンセントと，固定法や期間などについて的確な判断が必要である。

2 固定の原則

固定範囲

骨折の固定は，患部の上下1関節を含めた範囲の固定が原則となる。しかし，患部の安静保持，早期骨治癒，ADLへの影響，生活の質（QOL：quality of life）の低下の防止を考慮し，個々の症例，生活，身体状況を考慮し，決定しなければならない。

機能的肢位（良肢位，便宜肢位）での固定

理想的な肢位は，機能的肢位（良肢位）で固定することが望まれる（**図2**）。

図2 肢位

a 全身の良肢位

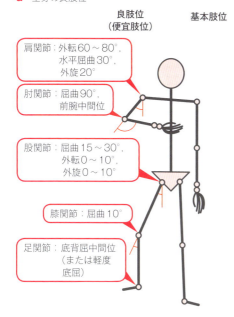

肩関節：外転60〜80°，水平屈曲30°，外旋20°
肘関節：屈曲90°，前腕中間位
股関節：屈曲15〜30°，外転0〜10°，外旋0〜10°
膝関節：屈曲10°
足関節：底背屈中間位（または軽度底屈）

b 手の良肢位
母指：軽度屈曲，外転位
示指〜小指：MP，PIP，DIP関節軽度屈曲位（ボールキャッチングポジション）

c 手の安全肢位
MP関節70°屈曲，IP関節伸展位を安全肢位という。この肢位は内在筋優位肢位で（intrinsic plus）あり，指関節側副靱帯が最も緊張しているため，固定除去後の関節拘縮を最小限に抑えることができる

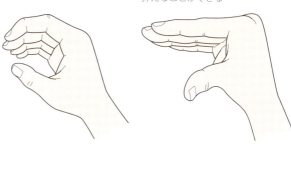

（文献2, 3より一部改変引用）

> **Point**
> ● これらの原則は一般的原則であることから，例外となる疾患があることを理解する。骨折に対する固定では，初期固定の目的は骨癒合を優先し，整復位で固定する。その後は段階的に機能的な肢位まで変化させる。また，アキレス腱断裂や靱帯損傷などの軟部組織損傷においては，初期固定では損傷組織がより密着する肢位で固定し，その後に機能的な肢位まで変化させる。そのため，固定期間中の修復状況は正確に評価する必要がある。

3 固定による合併症

循環障害

強固な緊縛固定により，血流が障害される。患部の腫脹，チアノーゼ，疼痛，神経症状，壊死を認める。

神経麻痺

神経が浅層に走行する部位に好発する。橈骨神経麻痺，フォルクマン拘縮，総腓骨神経麻痺などが挙げられる。

> **Point**
> ● 神経を圧迫しやすい部位に固定を施行する際には，除圧を目的としたパッドや綿花，下巻きを固定内に入れたり，固定に解放部を作成し有窓キャストとする（図3）

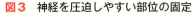
図3 神経を圧迫しやすい部位の固定
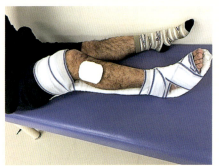

固定材料

外固定に用いられる材料を**表1**に，一般的なキャスト材の特徴を**表2**に示す。

表1 外固定に用いられる材料

硬性材料	軟性材料
・金属副子（クラーメル副子，アルミ副子）	・包帯（綿包帯，弾性包帯）
・副木	・三角巾
・厚紙副子	・テープ
・キャスト材（合成樹脂副子，石膏ギプス包帯）	・ガーゼ
	・綿花
	・サポーター　など

表2 一般的なキャスト材の特徴

		重量	硬度	コスト	再利用	グローブ	モールディング
石膏ギプス包帯		×	×	◎	×	不要	◎
合成樹脂固定材	水硬化性プラスチック材	◎	○	×	×	必要	○
	熱可塑性プラスチック材	○	◎	○	◎	不要	○

※最近では光を利用し硬化するキャスト材もある。

2章

上肢　臨床編

1-1 肩関節前方脱臼

大澤裕行，加藤明雄

概要

　本症の受傷年齢は青年〜壮年期に多く，特にスポーツを行う成人男性に好発する。比較的，小児・高齢者が受傷することは少ない。外傷性脱臼のなかで最も多く，全脱臼の約50％を占める。これは，肩関節が人体の関節のなかで最も自由度を有している反面，上腕骨頭に比べて関節窩が狭く，脱臼を生じやすいということに起因する。

　脱臼した上腕骨頭の位置により，前方脱臼〔烏口下脱臼（図1, 2）・鎖骨下脱臼〕，後方脱臼（肩峰下脱臼・棘下脱臼），下方脱臼（腋窩脱臼・関節窩下脱臼），上方脱臼（烏口突起上脱臼）に大別され，外傷性肩関節脱臼の約95％は烏口下脱臼である。

　外観上，患側の肩は三角筋部の生理的膨隆が消失し，肩峰の突出を認める。肩関節は軽度外転・屈曲・内旋位でばね様固定を認める。合併症として骨折〔上腕骨大結節骨折・骨性バンカート（Bankart）損傷，ヒル-サックス（Hill-Sachs）損傷〕，関節包靱帯損傷，バンカート（Bankart）損傷，末梢神経損傷，腱板断裂などが挙げられるため留意する。

　本症は20歳以下の再脱臼率が50〜90％といわれている。また，初回脱臼が若年であれば若年であるほど反復性脱臼に移行しやすいため，二次的損傷を起こさないように適切な治療を要する。10代の若年層では，バンカート損傷，中高年の脱臼例では腱板損傷が高率で合併することを念頭に，細心の注意が必要である。

　坐位で徒手整復する技法も数多く提唱され効果を挙げているが，迷走神経反射による貧血などのリスク回避のため，本項目ではより安全な，臥位での徒手整復法を列挙し紹介する（図3）。

図1　肩関節前方脱臼（烏口下脱臼）

a　正常　　　b　肩関節前方脱臼（烏口下脱臼）

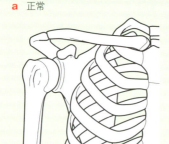

図2 肩関節前方脱臼

a 外観①
肩峰の突出が著明

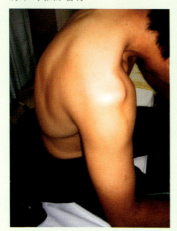

b 外観②
三角筋の膨隆の消失（右健側との比較が可能）

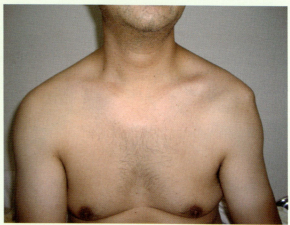

c 外観③（整復後）

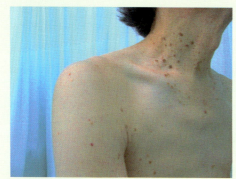

d 外観③（整復前）

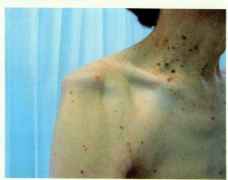

e 単純X線画像

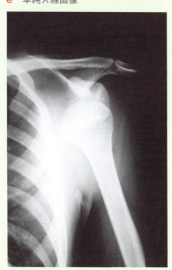

図3 治療の流れ

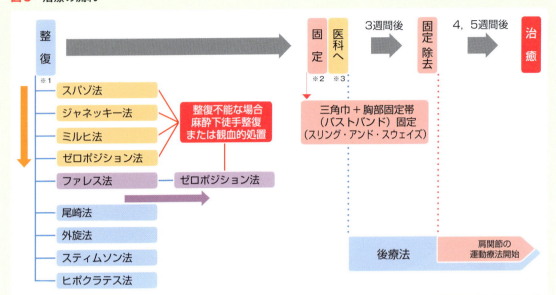

※1 1つの整復法に固執せず，患者の状態や整復の可否に応じて，異なる整復法に移行して整復を完了する。
選択した整復法で整復されなければ，ためらうことなく整復終了肢位から（⬇⬇）方向の整復法を次に選択し，再度整復を試みる。
※2 固定肢位は肩関節下垂・最大外旋位固定が推奨されるが，まずは肩関節内転内旋位で，三角巾固定を行う。
※3 整復・固定が完了した後は，整復位確認と骨折などの合併がないか必ず医科で単純X線あるいはMRIなどによるチェックを行う。

> **Tips**
> - 脱臼の整復法は牽引・直圧・挙上・槓杆法など多様に存在するが，いかに患者の疼痛が少なく，筋緊張を取り除き，リラックスさせるかが重要である。施術者が患者に信頼されないと脱臼整復は困難なため，たとえ経験が少なくとも施術者の不安や自信のなさ（焦燥感）を決して患者に悟られないよう留意する。
> - いかに無痛かつ低緊張下で整復できるかが徒手整復の成否の重要な鍵である。
> - 患者のリラックス誘導には，術者のリラックスこそが大切である。

来所時に確認すべき評価のポイント	● 腋窩動脈・腋窩神経損傷の合併の有無を確認する。 →腋窩動脈損傷：橈骨動脈の拍動を確認する。この際，両側同時に確認する（図4）。術者は示指・中指・環指の指腹を用い，微妙な差異も判別できるよう入念に確認する。 →腋窩神経損傷：酒精綿を用いて腋窩神経支配皮膚領域をさすり，健側との感覚の違いを確認する（図5）。脱臼に伴う腋窩神経損傷は，一過性の不全麻痺であることが多いが，受傷から整復処置までの時間が長いほど発症頻度が高まりやすい。

図4 両側同時に橈骨動脈の拍動を確認

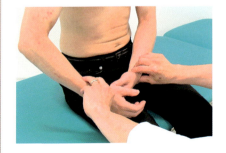

図5 三角筋外側部での腋窩神経損傷の確認

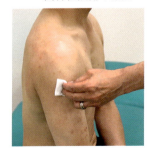

1-1 肩関節前方脱臼

スパゾ(Spaso)法〔リバーススティムソン(reverse Stimson)法〕

1 肩関節前方挙上

- 疼痛を誘発しないよう肩関節屈曲90°となるまで、矢状面上を時間をかけてゆっくり前方挙上する（図6）。このとき、あえて上肢の牽引は行わない。

図6 前方挙上

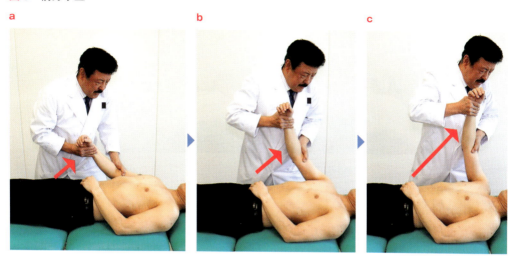

a　b　c

2 末梢牽引

- 肩関節屈曲90°になったら、術者は持ち手を変えて、上腕骨長軸方向へゆっくり愛護的に牽引を施行する（図7）。

図7 末梢牽引

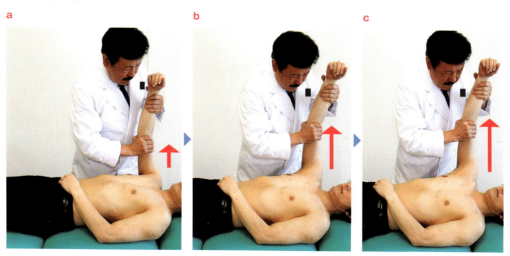

a　b　c

> **Tips**
> - 末梢牽引は，肩関節屈曲90°のまま上方に持続牽引し，焦ることなくそのまま数分間待つ。
> - 牽引は上腕骨軸と肩甲棘が一直線上になるようなイメージで，患側肩甲骨がベッドから浮き上がるように施行する（図8）。
>
> **図8　末梢牽引**
>
> a　良い例　　　　　　　　　　b　悪い例
>
>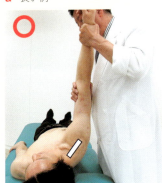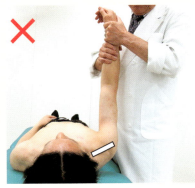

3 肩関節外旋

- これまでの行程で整復が得られない場合は，牽引力を維持したまま肩関節を外旋させる（図9，10）。
- この際，前腕部の回外に止まらず，肩関節が確実に外旋するよう上腕部を把持してゆっくり外旋させる。

図9　肩関節外旋（側方より）

a　　　　　　　　　　b　　　　　　　　　　c

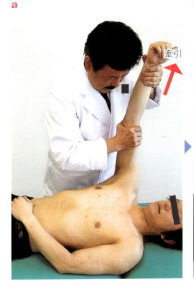 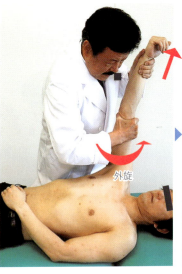 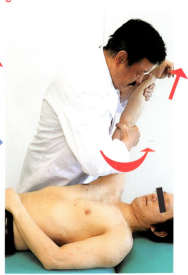

1-1 肩関節前方脱臼

図10 肩関節外旋（頭方より）

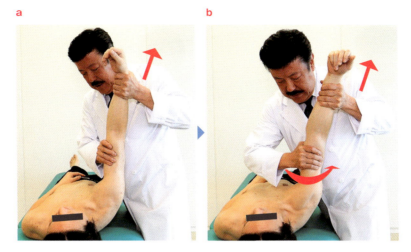

ジャネッキー（Janecki）法

- スパゾ法で整復できない場合，ジャネッキー法に移行するのも便法である（図11）。移行する場合，スパゾ法の最終肢位から移行する。

1 肩関節前方挙上

- 上腕二頭筋の緊張を緩和させるために，肘関節軽度屈曲位で行う。ゆっくり時間をかけて肩関節を矢状面に沿って約90°ほど前方挙上する（図11a）。

2 肩関節外転・外旋

- 肩関節約90°前方挙上の肢位，あるいはスパゾ法の最終肢位から，上腕長軸方向へ牽引をかけながら（手の力で引くのではなく，術者の体重を後方へかけるように）肩関節を徐々に水平伸展させていき，術者の体重をのせていく。
- 最終的に水平伸転90°とするが（図11e），患肢が水平伸転45°を越えたあたりから把持した肩関節（上腕）を外旋させ（図11b），持続牽引したままほぼ完全に外転・外旋したところで整復されるのを待つ。

> **Tips**
> - 肩関節を前方挙上する際には，患者の表情をみながら（痛みが強いときには表情にゆがみなどがみられる）施行する。疼痛を訴えるときは決して無理に挙上せず，挙上角度を軽く戻したりしながら，ゆっくり時間をかけて肩関節約90°まで前方挙上する。

図11　肩関節約90°前方挙上から肩関節外転・外旋

a

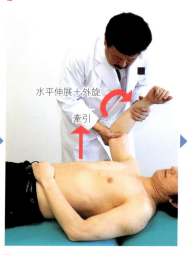

b　水平伸展＋外旋　牽引

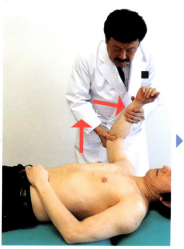

c

d

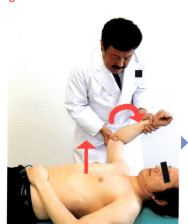

e

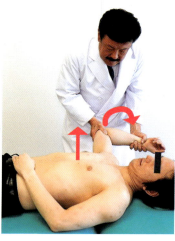

Tips

- ジャネッキー法，後述のミルヒ法ともに，**図12**のように助手が介助し，柔道の帯，布（晒など）やシーツなどを使用して対抗牽引すると整復がより容易となる。
- スパゾ法でほとんどの肩関節前方脱臼が整復されるが，整復が困難なケースでは，スパゾ法最終肢位から速やかにジャネッキー法に移行すると，整復がより円滑かつ無理なく達成されることが多い。

図12　対抗牽引

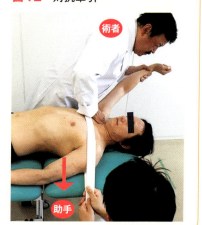

ミルヒ（Milch）法

1 肩関節外転・外旋

- ジャネッキー法で整復できない場合，ミルヒ法に移行するのも便法である．まず**図13a**のようなジャネッキー法最終肢位から，徐々に愛護的に時間をかけ，上肢を頭上あるいはゼロポジション位近くまで挙上していく（**図13b**）．
- 単独で施行する場合は，下垂している患肢を，牽引をかけずにゆっくりと時間をかけて徐々に挙上していく．ジャネッキー法で整復困難（不能）であったケースでは，その最終肢位から無理のない方向で挙上していく．
- 特に単独で最初から行う場合は，前額面上を通過（外転）させるか，矢状面上を通過（屈曲）させるかは，患者の疼痛の少なさで決定する．

2 末梢牽引・骨頭の圧迫

- 牽引をかけずに**図13b**の位置まで肩関節外転・外旋位になったら，術者は患側上肢を患者の頭方に末梢牽引し，もう一方の手の母指で上腕骨頭を後上方の関節窩方向に圧迫する（**図13c，d**）．
- この際の牽引および骨頭の圧迫は，手の力ではなく術者の体重移動を利用して同時に施行する．

図13 ミルヒ法

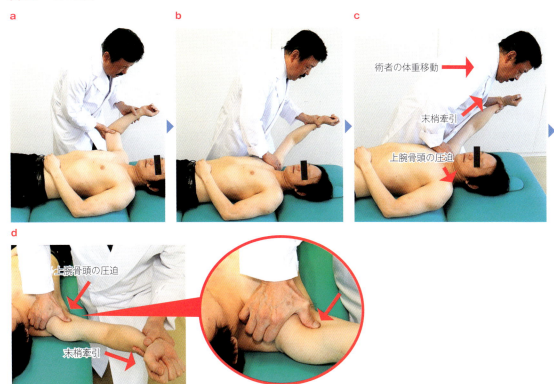

ファレス（FARES）法，ゼロポジション法

● ファレス法

- FARESとは**fa**st（早い），**re**liable（信頼できる），**s**afety（安全）の頭文字のことである。
- 術者は前腕中間位とした患者の前腕遠位部を両手で把持し，術者の呼吸に合わせるように上肢をゆっくり上下に振り（約20cm）ながら肩関節を徐々に前額面上を外転させていく（**図14**）。
- この際も必ず患者の表情を確認しながら施行し，疼痛を訴える場合，術者は動きを止めて，患者の脱力を待つ。患者の疼痛が軽快したら，整復を再開する。
- 整復の全行程で軽度で愛護的な（肘が曲がらない程度の）牽引力をかけ，決して強度の長軸牽引は用いない。
- 多くは肩関節外転約100〜110°前後で抵抗なく整復される。

> **Tips**
> - 患者の肢位は上肢下垂前腕回内あるいは中間位で開始するが，肩関節を外転させるにつれ，術者は少しずつ肩関節の外旋を強め，骨頭を愛護的に誘導する（前腕は自然に回外位となる）。

● ゼロポジション法

- 肩関節におけるゼロポジションとは，屈曲130〜150°，外転130〜150°の肢位のことである。これは上腕骨軸と肩甲棘軸の延長方向が一致する肢位である。患肢をこのゼロポジション肢位にすることで整復するのがゼロポジション法であるが，ここでは前述のファレス法で整復されなかった場合に，自然にゼロポジション法に移行する方法を紹介する。
- **図14p**の状態で整復されなかった場合，そのままゆっくりゼロポジション肢位に誘導する（**図15**）。
- ゼロポジション肢位で，術者は後方に寄りかかるように軽く体重をかけ，数十秒から数分末梢牽引する。このとき，手の力で牽引するのではなく，立つ位置を患者近くにして体重を術者の後方にかけるように工夫する。
- 数分間の体重をのせた牽引にもかかわらず，ゼロポジション肢位で整復されない場合は，牽引を緩めず他方の手で上腕骨頭を，後方に位置する関節窩に優しく誘導するように圧迫する（**図16**）。

図14 ファレス法

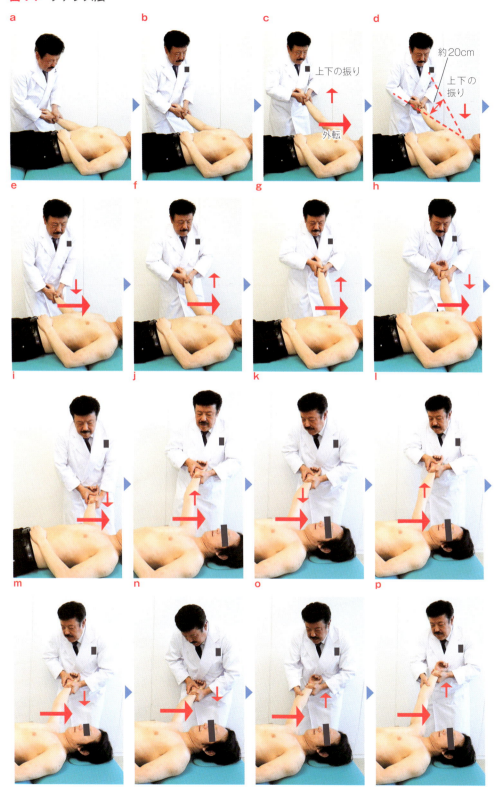

図15　ゼロポジション法

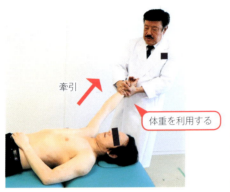

図16　上腕骨頭を圧迫

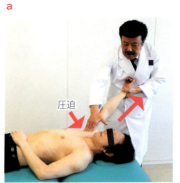
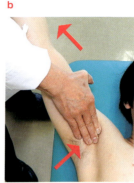

尾崎法

- 術者は肩関節屈曲約30°で患肢を末梢方向に牽引し，助手は図17aのように肩部を把持し，患者頭方かつ外側に対抗牽引する。
- 次いで，術者は患肢を牽引したまま外旋・内旋し，整復する（図17b, c）。

図17　尾崎法

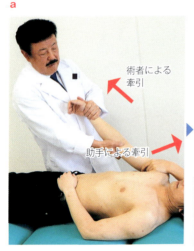
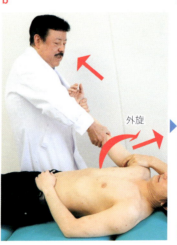
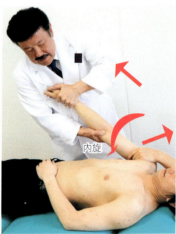

1-1 肩関節前方脱臼

外旋法

- 前述の各種徒手整復法で整復されなかった場合に用いてみる価値がある整復法で，ゆっくりとした愛護的な手技に終始すれば，予想外の整復が得られる。
- 上肢下垂位のまま，決して牽引をせずに肩関節を10〜20°ほど前方挙上し（**図18a**），その肢位のまま上肢を外旋していき（**図18b**），患者の前腕がほぼ前額面に至るまで外旋する（**図18c，d**）。上肢の末梢牽引は不要である。
- 嵌合が強く外旋ができないケースでは，嵌合をはずすため，軽く牽引を加えながら外旋してもよい。

図18 外旋法

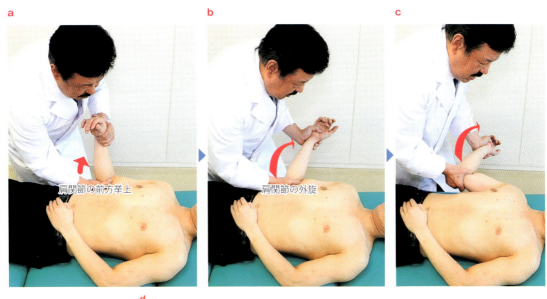

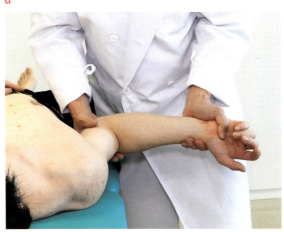

> **Tips**
> - 肩関節の外旋はあくまでゆっくりと愛護的に患者の前額面上またはそれを越える程度に施行する。肩関節の外旋が弱いと整復されないので留意する。
> - 嵌合の可能性がある上腕骨頭に回旋力を加える整復法であるため，愛護的な手技が要求される。力任せの整復は，骨折などの二次損傷を惹起する。
> - この外旋整復法は，コッヘル回転法の第1，2手技に類似する。前述の危険度の低いほかの整復法で整復できないケースで試みる整復法の1つである。コッヘル回転法の第3，4手技は二次損傷が起こりやすく推奨できないが，この外旋整復法を愛護的に行うことで，著効が得られることがある。

スティムソン（Stimson）法，肩甲骨回旋（scapula manipulation）法

- 腹臥位にて，患側の肩甲骨がベッドから外へはみ出るように誘導する（図19）。これは肩甲骨をなるべく矢状面に近付け，関節窩と脱臼した骨頭を正対（肩甲平面上に上腕軸を一致）させ，整復を容易にするためである。特に高齢者の場合は，患者がベッドから落ちないように留意する。
- 重錘（約5kg〜）を患肢手関節部に装着する。決して患者に持たせてはいけない（筋緊張が緩和されないため。図20）。
- あえて枕などは使わない。患者は腹臥位に疲れ，顔の位置や姿勢を変えたりする。このように意識が肩以外にいくと，患者の瞬時の脱力が得られ，自然整復される。

図19　患者の肢位と肩甲骨の位置
a 良い例　　b 悪い例

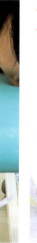
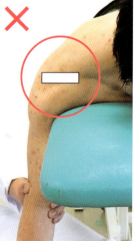

図20　重錘の装着
a 良い例　　b 悪い例

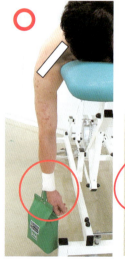
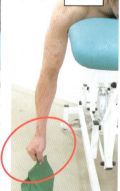

Tips

- スティムソン法を施行し整復が得られないときは，術者が肩甲骨下角を回旋するように内側へ押し上げる（**図21**）。
- 肩甲骨を内転させることで，肩甲骨関節窩が上腕骨頭に近付き，双方がより正対することで整復が容易となる。
- この際に助手が補助的に上肢を末梢方向に牽引し，肩関節をゆっくりと愛護的に外旋させる。
- このスティムソン法は，最も疼痛が少ない整復法の1つであるが，整復されるまで数十分に及ぶことがあり，患者の苦痛を考えると，術者が徒手で肩甲骨を下方回旋させる手技を加えたり，下垂する患肢をわずかに外旋させると，より早く整復される。

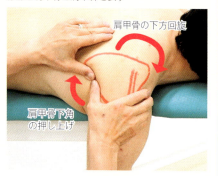

図21 肩甲骨下角の内側への押し上げ

赤線は肩甲骨と肩甲棘を表す

ヒポクラテス（Hippocrates）法

- 術者は患側の腋窩に，前腋窩ヒダと後腋窩ヒダをまたぐように足底全体を入れて前腕遠位部を把持しながら，肩関節外転約45°で末梢牽引し，数分間待つ（**図22a**）。強い内転操作などを行わずに，その肢位のまま行うことが大切である。
- 数分間待っても整復されない場合は末梢牽引を緩めず，愛護的に内・外旋を加える（**図22b，c**）。

図22 ヒポクラテス法

実際の整復時は，腋窩部にはタオルなどを入れて保護するとよい

a

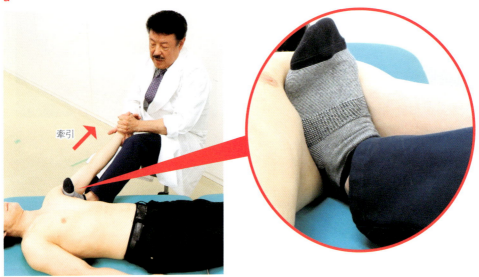

b

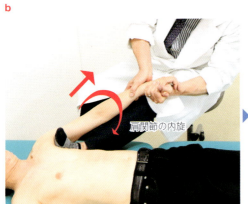

c

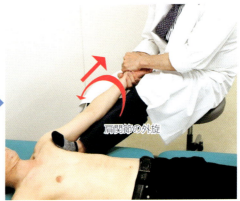

> **Tips**
> - 術者は前後の腋窩ヒダをまたぐように足底全体を広く当て，あくまでテコの原理の支点としてのみ使用する。足尖や足外側を腋窩に当て局所に押し込むと，神経・血管が損傷する可能性があるので注意を要する。
> - 従来ヒポクラテス法は，末梢牽引し，肩関節を外転・外旋し，次に内転・内旋と施行することが一般的に教示されているが，特に内転・内旋時に骨折・神経損傷を惹起する可能性があるため，好ましくない。**図22**のように，肩関節の外転角度を変えずに，数分間牽引したまま筋弛緩が得られるのを待ち，それでも整復位が得られない場合に内・外旋をかけるほうがより愛護的である。
> - ※どの整復法を採用してもいえることであるが，患者の脱力とリラックスのため，患者への声かけを励行し，整復操作の一助とする。

固定

- 固定は三角巾と胸部固定帯を併用し，肩関節下垂内旋位で行う〔スリング・アンド・スウェイズ（sling and swathe），**図23**〕。
- 初回脱臼でバンカート損傷など関節唇が裂離したケースでは，肩関節最大外旋位で固定することにより，関節唇が解剖学的元位置に整復されることが多いと近年報告されている。外旋位固定装具が常備されている場合は，優先的にそれを使用すべきであるが，初期の応急処置としては，まず肩関節下垂内旋位で約3週間，完全固定すべきである。

図23　固定

近年，初回脱臼後の固定は最大外旋位が予後良好と報告・提唱されているが，今回は初期診療として，下垂内旋位固定（スリング・アンド・スウェイズ）を紹介した

a
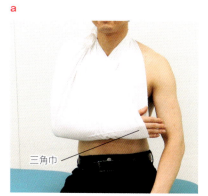
三角巾

b
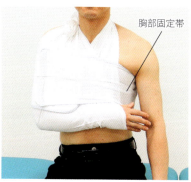
胸部固定帯

補足

● 留意事項（ワンポイントアドバイス）

- 近年，運動能力の高いアスリートなどは，初回脱臼であっても手術療法を行う場合もあり，注意が必要である。
- 選択した整復法で1度で整復できるケースは問題ないが，徒手整復困難例では，同じ整復法を繰り返さず，視点を変えて，移行しやすい整復法に変更して再整復を試みることが大切である。ここでは移行しやすい整復法を紹介する（**図24**）。

図24　整復法の移行（便法）

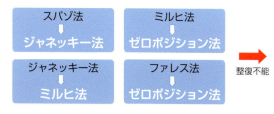

1-2 肩鎖関節脱臼

大澤裕行，加藤明雄

概要

　肩鎖関節脱臼（図1）は受傷頻度が高く，転倒による肩強打やスポーツ傷害（ラグビー，柔道など）として発生することが多い。15〜30歳の男性に多く，鎖骨の脱臼に限定すると，その9割は本症が占める。肩鎖関節脱臼は，鎖骨遠位端部の脱転方向により，上方・下方・後方脱臼に分類され，多くは上方脱臼を呈する。

　肩鎖関節は肩峰と鎖骨遠位端により構成され，関節部を関節包，肩鎖靱帯，烏口鎖骨靱帯（円錐靱帯・菱形靱帯），三角筋，僧帽筋が補強する。肩峰と鎖骨遠位端の相対する関節面は小さい。関節包・肩鎖靱帯は，主として前後方向の安定性を，烏口鎖骨靱帯は上下方向の安定性を担い，さらにその上を三角筋および僧帽筋が支持補強している。

　肩関節内転位で肩部から転倒すると，肩甲帯および肩峰が下内方に強制され，鎖骨肩峰間が開大離開して上方脱臼を呈する。従来，損傷の程度によりトッシー（Tossy）分類，アルマン（Allman）分類，デ・パルマ（de Palma）分類などの3型分類が主流であったが，現在はより詳細なロックウッド（Rockwood）分類が多用されている（図2，3）。

　本症は整復位の保持が困難なため，往々にして変形治癒に陥りやすく，さらに肩部の倦怠感や肩鎖関節痛などが遺残し，予後不良であるケースも散見される。本症の治療法においては，その損傷程度や患者の年齢，職業，社会的背景などを考慮し，保存療法あるいは手術療法を選択する。簡便なトッシーなどの分類でいうと，Ⅰ型はテーピング固定と三角巾提肘3週間の保存療法，Ⅱ型は徒手整復した後，テーピング固定と肩鎖関節固定装具〔ケニーハワード型スリング固定（Kenny Howard sling haler），以下，ケニーハワード装具〕を装着し，4週間ほど固定，Ⅲ型は保存療法，手術療法と諸説あるが，観血手術を忌避したり，観血手術不能な症例および高齢者などは，しっかりとしたインフォームド・コンセントの下，今回紹介したⅡ型同様の処置で6週間程度完全固定する（図4）。

　整復の必要なⅡ型およびⅢ型の一部の症例の場合，基本的には患側上肢の突き上げと同時に鎖骨外側端を上方から直圧し押し上げればよい。ほかの方法として，患者の腋窩に術者の前腕を入れて支点とし，術者の腹部を利用するなどして患側上肢を長軸方向に突き上げるように強く内転すると，肩鎖関節を覆う三角筋などの作用で脱臼は容易に整復され得る。本項目では，頻度の高い上方脱臼について，整復すべきと判断された場合を想定し，解説する。

1-2 肩鎖関節脱臼

図1 肩鎖関節脱臼

a 外観（正面）

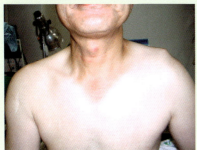

b 外観（後面）

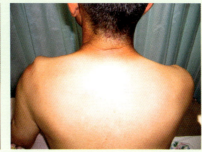

c 単純X線画像

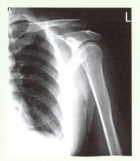

図2 トッシー，アルマン，デ・パルマなどの3型分類

肩鎖靱帯，烏口鎖骨靱帯の損傷を中心に分類される

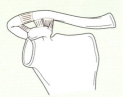

a Ⅰ型（捻挫）

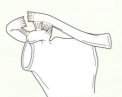

b Ⅱ型（亜脱臼）

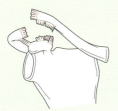

c Ⅲ型（完全脱臼）

図3 ロックウッドの6型分類

トッシーの分類に加えて，鎖骨遠位端の転位の状態による分類が追加されている．→は外力の働く方向を示す

Type Ⅰ：肩鎖関節の捻挫があり，肩鎖関節，烏口鎖骨靱帯は正常である

Type Ⅱ：肩鎖靱帯の断裂があるが，烏口鎖骨靱帯は残存している

Type Ⅲ：肩鎖靱帯，烏口鎖骨靱帯はともに断裂し，烏口鎖骨靱帯は健側の25〜100％の開大を認める

Type Ⅳ：肩鎖靱帯，烏口鎖骨靱帯はともに断裂し，鎖骨遠位端は後方に脱臼する

Type Ⅴ：肩鎖靱帯，烏口鎖骨靱帯はともに断裂し，烏口鎖骨間隙は健側の100〜300％の開大を認める

Type Ⅵ：肩鎖靱帯，烏口鎖骨靱帯はともに断裂し，鎖骨遠位端は肩峰下や烏口下に転位する

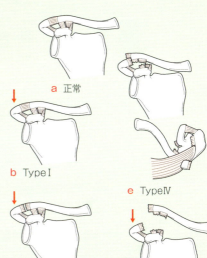

（文献6，7より改変引用）

図4 治療の流れ

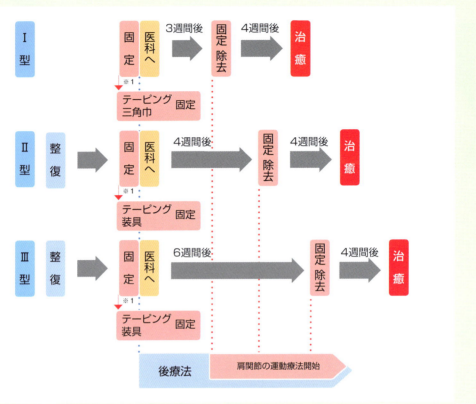

※1 固定肢位は肩関節内転位である。整復後，骨に異常がないか医科で確認をする。

| 来所時に確認すべき評価のポイント | ●鎖骨遠位端部骨折との鑑別を要する。確定診断として単純X線画像による評価が推奨される |

整復法

- 術者は一方の手で腋窩から患側上肢を引き上げ，その手を支点として他方の手で肩関節を内転させることで整復される（図5）。

図5　徒手整復

a　前方より
術者の前腕を支点として上腕部を強く内転する

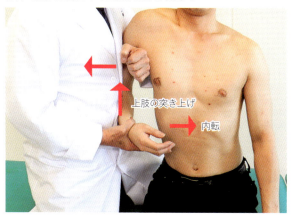

b　斜め前方より

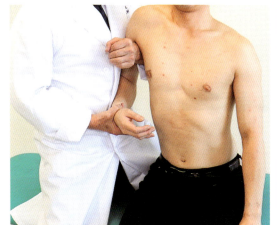

c　やや側方より

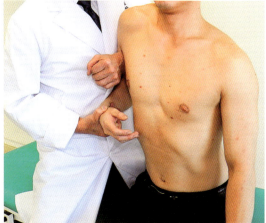

> **Tips**
> - 患側上肢の突き上げ操作は，術者の腹部を利用すると効果的に行うことができる。

固定法

- 絆創膏固定とケニーハワード装具を併用して肩関節内転位で固定する。

1 絆創膏固定（スティムソン変法）

- 絆創膏固定は，ワトソン・ジョーンズ（Watson-Jones）法またはセイヤー法が最適であるが，本項目ではスティムソン変法を紹介する。
- 非伸縮性テープ（50mm）を用いて図6，7のようにスティムソン変法でテーピング固定する。

図6　絆創膏固定
①：背部から患側上肢肘部に下行する　　②：肘部から鎖骨遠位端部へ上行する
③：鎖骨遠位端部から胸部に向かって貼付する　　④：少しずつずらしながら，3本重ねて貼付する
※図の○：肘部に圧が加わるため，ラバーパッドを挿入する
※術者の前腕のかわりに枕子を腋窩に入れて，そのまま絆創膏固定に及んでもよい

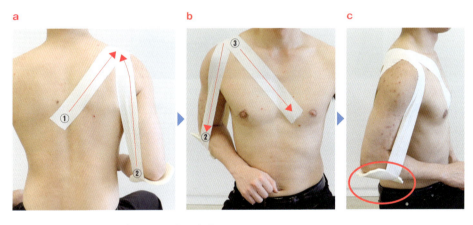

図7　テープによる固定の完成図

 前方より　　 上方より

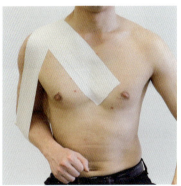 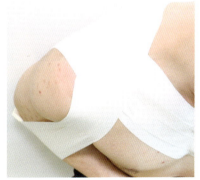

1-2 肩鎖関節脱臼

> **Tips**
> - 肩鎖関節上方脱臼は，鎖骨はそのままの位置に留まり，肩峰を含む肩甲骨と上肢が下垂することで発症する．従って，**図6b**の②の行程の際に尺骨神経溝を避けながらも，前腕近位全体を引き上げることが重要である．
> - テープで固定するため，皮膚のかぶれに留意する．

2 ケニーハワード装具

● ケニーハワード装具は，上腕骨を長軸方向に突き上げ，かつ患肢の自重で鎖骨遠位端部を上方から押さえ，さらに胸部方向に引き付けて安定性を増す装具であるため，本症の固定に適している（**図8**）．

図8 ケニーハワード装具
図の○：鎖骨遠位端部に圧が加わるため，ラバーパッドを挿入する
→：牽引方向を表す

a 前方より　　　　　　　b 斜め前方より　　　　　　c 後方より

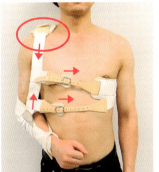 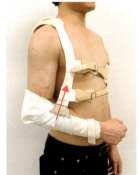 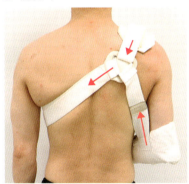

3 絆創膏固定と装具固定の併用

● 絆創膏固定とケニーハワード装具を併用する（**図9**）．

図9 絆創膏とケニーハワード装具の併用
a 前方より　　　　　　　b やや側方より　　　　　　c 後方より

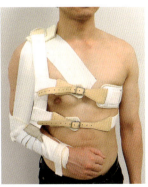 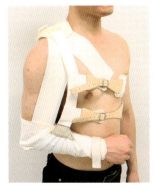 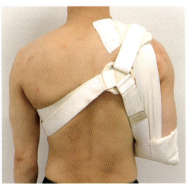

補足

● 留意事項（ワンポイントアドバイス）

徒手整復の可否

- 肩鎖関節脱臼を無理に整復すると，変形性関節症に移行することがあるため，あえて整復せず，変形を残すという選択もある。その場合，はじめは疼痛，倦怠感といった自覚症状を有し，また見た目上，変形が遺残するなどといった問題が生じるが，機能的には問題がない。患者の生活背景により選択肢は変わるため，患者とのインフォームドコンセントが重視される。

絆創膏固定の交換

- 肩鎖関節脱臼は上肢の下垂の結果，上方脱臼となるため，患肢の引き上げが重視される。絆創膏の交換も，助手が患肢を引き上げながら行う。助手がいない場合は上肢台を利用する（図10）。

図10　上肢台を利用した患肢の引き上げ

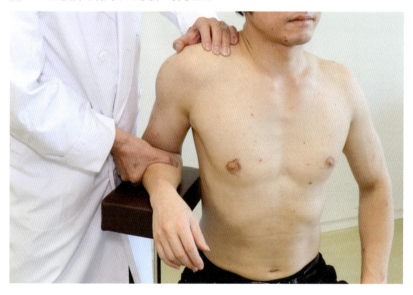

徒手整復・固定の必要性

- 肩鎖関節上方脱臼を徒手整復・固定を施行した症例のなかで，頑固な肩鎖関節痛が遺残するケースが散見される。これは徒手的に肩鎖関節を解剖学的元位置に戻すことにより，早期に変形性関節症が惹起されるためと考えられる。また，頑強な固定などを施さず，半ば放置され，脱臼位のまま治癒した症例でも，無痛であるばかりでなく機能障害がなく予後良好例が多いことも事実である。従って，患部の安静のみの無処置例でも愁訴がないことを考えると，徒手整復・固定あるいは手術療法かの選択ばかりでなく，徒手整復，強固な固定の必要性についても十分な検討と選択が必要である。

包帯交換

- Ⅱ型あるいはⅢ型で，徒手整復後，強固な固定を施した症例では4〜6週間の固定継続が大切である。しかし，痒みや皮膚かぶれが出現した場合は，絆創膏の除去または貼り直しを行う。包帯交換，絆創膏貼り直し，清拭の際は，上肢台または助手による介助の下，必ず患側上肢を頭方に突き上げておくこと，さらに脱臼位にあった鎖骨遠位端を上方から押さえて，一瞬でも再脱臼が誘発されないよう，細心の注意が必要である。

1-3 鎖骨骨折（中・外1/3境界部骨折）

大澤裕行，加藤明雄

概要

　鎖骨は上肢帯を前方から支える唯一の骨であり，胸鎖・肩鎖関節を介し，肩甲骨と上肢の運動機能支持に重要な役割を担っている。鎖骨骨折は，内側1/3部骨折，中央1/3部骨折，外側1/3部骨折に分類されるが〔アルマン（Allman）分類〕，圧倒的に中央1/3部骨折が多い。これは，鎖骨はS字状であり，外力により中央1/3境界部は剪断力が集中し，かつこの部分は骨皮質も薄い脆弱部であるためである（図1）。

　鎖骨骨折（図2）は全骨折の約1割，肩甲帯周辺部での骨折では約4割を占める発生頻度の高い骨折である。幼児から高齢者まで幅広い年齢層でみられ，比較的男性に多く発生する。受傷要因として，スポーツ外傷，交通事故，また，小児や高齢者では転倒などが挙げられる。受傷の多くは，介達外力によることが多く，小児では不全骨折（若木骨折など），成人では完全骨折（第3骨片を有する場合もある）を呈することが多い。直達外力，高エネルギー損傷の場合は，血胸，気胸，腕神経叢損傷，鎖骨下動静脈損傷に留意する。

　定型的な鎖骨骨折では，受傷時の外力により近位骨片は上方に転位する。その後，近位骨片は胸鎖乳突筋により後上方に，遠位骨片は上肢の自重により下方に転位する。また骨折部は大胸筋・小胸筋の作用により短縮転位が生じる（図3）。

　本症は，整復位の保持が困難なため，変形が遺残する場合がある。しかし，変形癒合が遺残してもADL上あまり支障がない。そのため保存療法が選択されることが多いが，患者の生活背景により（スポーツ選手，外見上の問題，職種など社会的背景など），治療法の慎重な選択が重視される。治療の流れを図4に示す。

図1　鎖骨の形態

それぞれの部分の骨折の発生率は，外1/3：10〜15％，中央1/3：68〜81％，内1/3：2〜9％

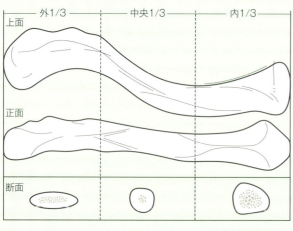

（文献3より改変引用）

図2　鎖骨骨折

a　外観

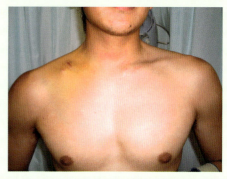

1-3 鎖骨骨折（中・外1/3境界部骨折）

b　単純X線画像

図3　鎖骨骨折の病態

（文献7より改変引用）

図4　治療の流れ

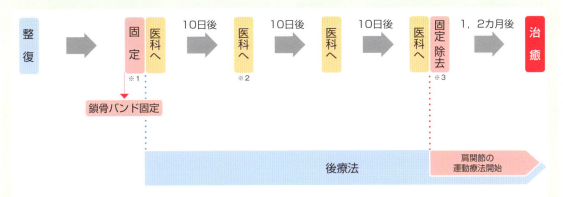

※1　固定肢位は胸郭を拡大し，肩関節内転位で患側上肢は提肘とする．整復後，医科で骨折部の確認を行う．
※2　医師の指示のもと骨折部の確認を行う．
※3　医師の指示のもと固定を除去する．

| 来所時に確認すべき評価のポイント | ●鎖骨下動静脈の損傷を確認する．橈骨動脈の拍動のみでなく，鎖骨上下窩に拍動性血腫の有無を確認する（図5）．まれではあるが血腫の貯留が気管を圧迫し，大事につながる可能性がある． |

図5　拍動性腫瘤の有無の確認

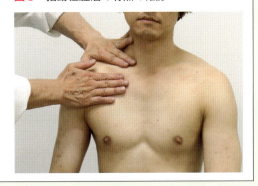

整復法

1 胸郭の拡大

- 助手は患者の肩甲骨間に膝頭および下腿前面全体を当て，図6のように胸郭を拡大する。

図6 胸郭の拡大

a 良い例　　　　　　　　　　　　　b 悪い例

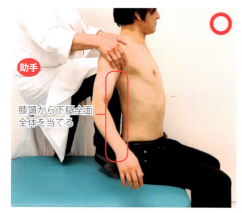
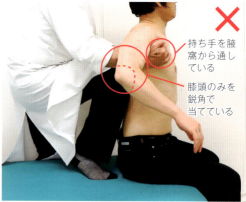

> **Tips**
> - 肩甲骨間に当てる膝頭は，「点」でとらえると患者にとって苦痛となる（図6b）。助手は下腿を内旋し，膝頭だけでなく下腿全体を患者の背部に「面」として当てるとよい（図6a）。
> - 助手は両手を患者の腋窩から通すと術者の整復の妨げとなるため（図6b），左右肩前面および上腕部を把持して胸郭後上方へ拡大させる（図6a）。

- 助手がいない場合の1人整復法では，傘などを利用することも可能である（図7a）。
- 肩関節に弛緩性があり，可動域が広い患者などの場合は，傘の位置を高くすると胸郭がより拡大され有用である（図7b）。

図7 傘を用いた胸郭の拡大

a 軽度の胸郭拡大を要するケース　　　b 強度の胸郭拡大を要するケース

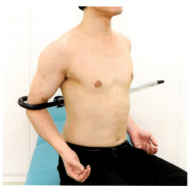
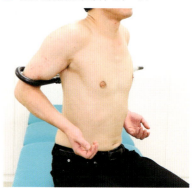

2 遠位骨片の突き上げ，近位骨片の圧迫

- 以下は1人整復法の解説である。
- 腋窩に入れた術者の左手を支点に，前腕を把持した右手で肩関節を内転させる（**図8**）。
- このとき術者の腹部を利用し，上腕骨の遠位を長軸方向に突き上げる（**図9**）。その結果，遠位骨片が突き上げられ，下方転位が修正される。
- 術者の右手で骨片を合わせる（**図10**）。
- 押圧すると，整復時，手に軋轢（クリック）音を触知する。近位骨片の上方への突出がなくなり，骨折部が平坦になったことを確認できたら，整復を終了する。
- 重要な点は，胸郭拡大位では，鎖骨の走行は前額面よりも矢状面近くまで移動していることである。従って，整復する方向もおのずと外下方寄りとなることに留意する。

※**図8〜10**では動きを分離して示したが，実際の整復では一連の流れで施行する（**図11**）。

図8 肩関節の内転

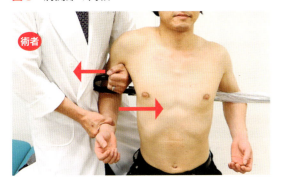

図9 遠位骨片の突き上げ

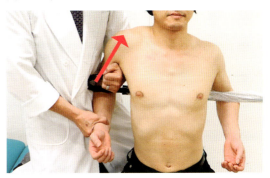

図10 近位骨片を圧迫

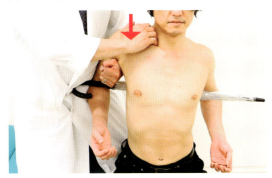

図11 整復一連の動作

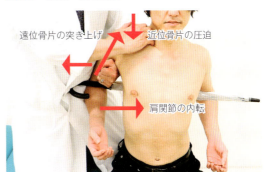

固定

- 整復を終えた胸郭拡大位を維持したまま患側の腋窩に，拳2個分程度の柔らかめの枕子を挿入する（**図12**）。
- その上からすばやく鎖骨バンドで固定する。鎖骨バンドを装着するまで，胸郭拡大用の傘は抜かない（**図13**）。

図12 腋窩枕子の挿入

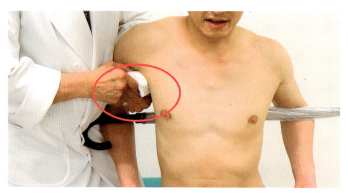

図13 鎖骨バンドによる固定

a 鎖骨バンドでの固定

1人整復法を終了した後は，整復位を保持したまま，鎖骨バンドを装着する

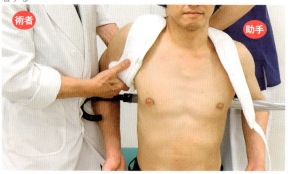

b 前方より
十分な胸郭拡大

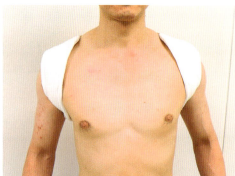

c 後方より
背部中央肩甲間部に厚めのパッドやタオルを挿入

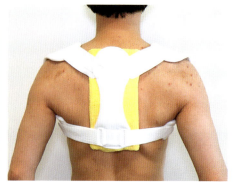

1-3 鎖骨骨折（中・外1/3境界部骨折）

- 綿包帯（3裂）を用いて鎖骨バンドの上から包帯固定を施行，さらに固定をより強固にする（**図14，15**）。

図14　包帯固定
第1帯は綿包帯（3裂）を用い，鎖骨バンドの上から固定する。
第2帯は患側上肢を後上方へと吊り上げるように誘導し，上肢の自重による鎖骨遠位骨片の下方再転位を予防する

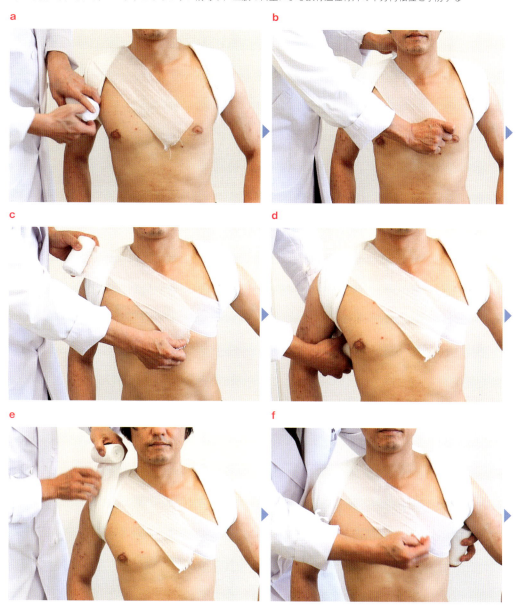

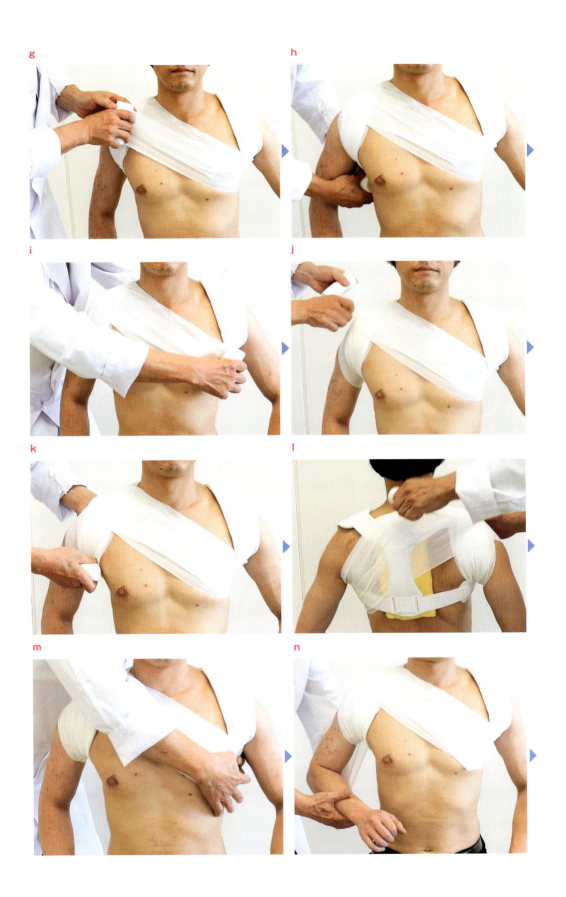

1-3 鎖骨骨折（中・外1/3境界部骨折）

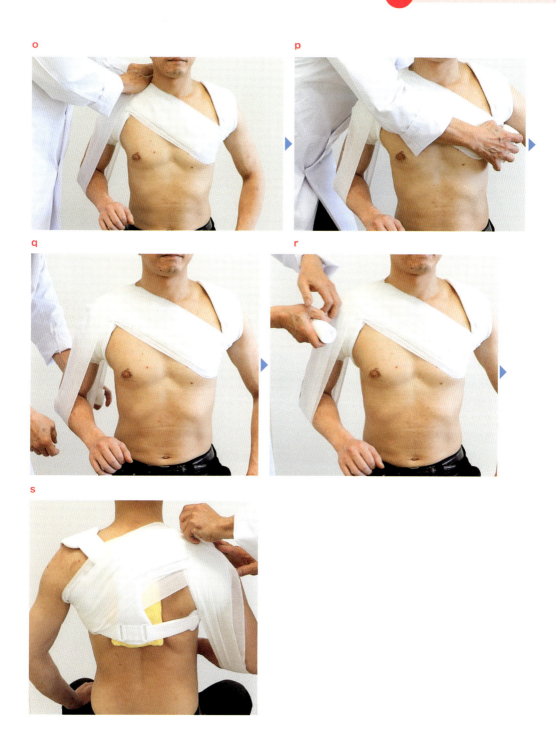

2章 上肢　臨床編

図15 包帯固定の完成図

a 前方より

b 斜め前方より

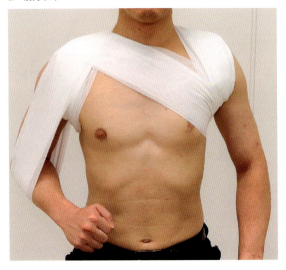
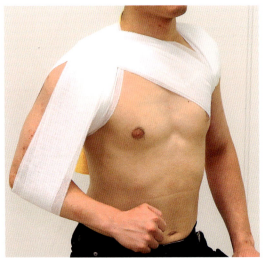

- 図14,15は綿包帯（3裂）を「胸部拡大」「患肢の吊り下げ」を目的とし，2巻用いて固定した。図15は完成形を示す。
- 同時に患側上肢を引き上げるように，三角巾にて提肘する（図16）。

図16 三角巾にて提肘

a 前方より

b 側方より

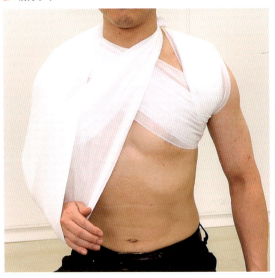
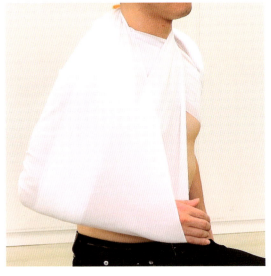

> **Tips**
> - 鎖骨バンドは骨片を圧迫させるのではなく，胸郭を広げる目的で使用する。従って，鎖骨バンドは骨折部ではなく肩部前面にかける。
> - 背部に厚めのタオルや枕などをはさむことで固定力は上がり，再転位の防止につながる（図13c）。

補足

● 留意事項（ワンポイントアドバイス）

就寝時の指導
- 就寝時はなるべくベッドに角度をつけて半坐位（ビーチチェアポジション）にするよう指導する。

> **Tips**
> - 半坐位あるいは仰臥位であっても，必ず患肢はベッドからはみ出し，胸郭拡大位が崩れないよう指導する（図17a, b）。患側上肢をベッド上に置き，上肢が前方への屈曲を強いられると胸郭の拡大が維持されず，容易に骨折部の再転位が惹起される（図17c, d）。

図17 就寝時の肢位

a 良い例①

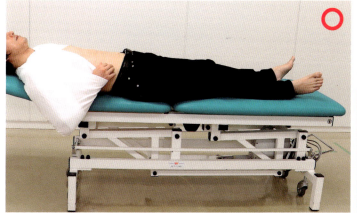

b 良い例②

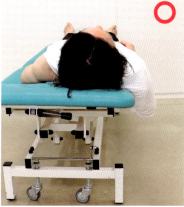

c 悪い例①

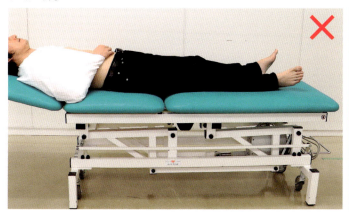

d 悪い例②

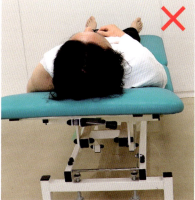

包帯交換の留意事項

●鎖骨骨折は，近位骨片はほぼそのままの位置で，上肢の下垂により遠位骨片が転位する。包帯交換時も助手が胸郭を広げ（傘などを利用するのも可），さらに助手または上肢台を用いて患肢の引き上げを維持したまま〔「肩鎖関節脱臼」p.46参照〕再固定する。

●鎖骨骨折は，整復位保持が困難な骨折であるため，毎日の包帯交換は不要である。2，3日に1回程度，鎖骨バンドの伸びなどによる固定の緩みを締め直すが，その際に再び傘を利用して胸郭拡大位を保持するとともに，上肢台を高めに患肢の肘部付近に突き上げるように設置して，患肢の下垂を防止する。

MEMO

2-1 肘関節後方脱臼

田宮慎二, 加藤明雄, 小野澤大輔

概要

　肘関節後方脱臼とは, 上腕骨に対して橈骨・尺骨の近位端部が一体となって後方に逸脱した状態である（図1, 2）。スポーツ活動中の転倒などで発生することが多く, 主に青年期以降に好発する（少年期では同様の発生機序により, 上腕骨顆上骨折になることが多い）。全外傷性脱臼のうち約20%を占め, 肩関節脱臼に次いで頻度が高い。

　肘関節脱臼は脱臼方向により後方・前方・側方・分散脱臼と分類されるが, その約80〜90%を後方脱臼が占めている。合併症として尺骨鉤状突起骨折, 橈骨頭・頸部骨折, 内側側副靱帯（MCL：medial collateral ligament）損傷, 外側支持機構の損傷が挙げられる。また若年者においては, 内側上顆骨折（骨端核の裂離骨折）を伴うことが多い。

　元来, 肘関節部は安定した関節ではあるが, 特に骨折を合併しているときでは初回治療を正確に施行しないと, 再脱臼や, 肘関節の変形を遺残することがあるため, 注意を要する。治療の流れを図3に示す。

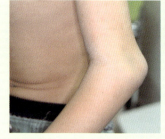

図1　肘関節後方脱臼

図2　肘関節後方脱臼
a　外観
b　単純X線画像

図3　治療の流れ

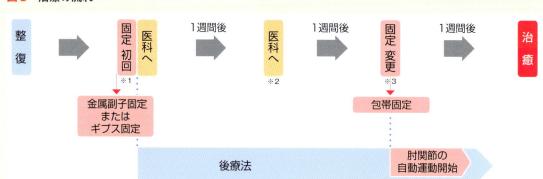

※1　固定肢位は肘関節90°屈曲位, 前腕中間位とする。状態を確認しやすいように3, 4日金属副子固定を基本とするが, 骨折の合併や再脱臼の可能性がある場合にはギプス固定を行う。医科で骨折が判明した場合は医師の指示で方針を決定する。
※2　骨折がないか再度確認する。
※3　患者の生活を考慮し, 金属副子より重さが軽い固定に変更していく。

来所時に確認すべき評価のポイント	●いつ, どこで, どのように受傷したのかを詳細に聴取する ●腫脹・疼痛の度合い, ばね様固定の有無を確認する ●骨折などの合併症がないか確認する

2-1 肘関節後方脱臼

3人整復法

- 脱臼肢位のまま第1助手は上腕部を把持し，第2助手の末梢牽引に備える．第2助手は前腕遠位部を把持する（図4）．
- ※図4〜13の第1助手の位置は撮影の関係上，ベッドの反対側に立っているが，本来は患者の患側肩の上方に位置するのが正しい．後述する「2人整復法」「布懸け法」も同様である．
- 術者は図5，6のように肘部を把持する．

図4 撮影上の位置

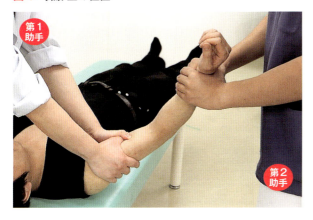

図5 正しい位置

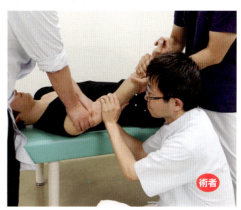

図6 術者の持ち手

示指〜小指は上腕遠位部に，母指は肘頭に当てる

a

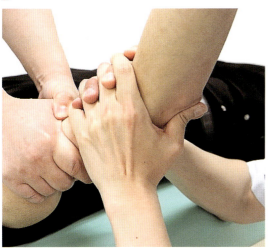

b

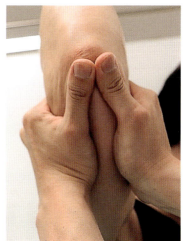

1 末梢牽引

- 第2助手が肘の屈曲角度(ばね様固定の肢位)を変えずに上腕長軸方向に末梢牽引を施行する(**図7**)。

2 肘関節の屈曲・肘頭部の直圧

- 十分な牽引により肘関節部の伸張を術者が感じられたら、第2助手は肘関節をゆっくり屈曲させる。その際に術者は肘頭部を圧迫し、整復する(**図8**)。

図7　末梢牽引
→：術者がかける力，→：第2助手がかける力

図8　肘関節屈曲・肘頭部の直圧

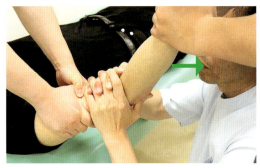
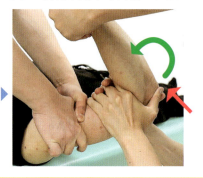

Tips
- 肘関節後方脱臼はキャリングアングルの関係上，後内方に偏位している傾向がある。術者は末梢牽引時より肘頭を上腕骨軸上に誘導し，助手の肘関節屈曲に合わせて，肘頭部からの圧迫を内方から外方に向かって押圧する。

2人整復法

- 助手は3人整復法の第1助手同様に上腕遠位部を把持する。術者は左手で前腕遠位部を，右手で上腕遠位部を把持し，母指を肘頭部にかけるように把持する(**図9**)。

※**図9～11**の助手の位置は，ベッドの反対側に立っているが，本来は術者と平行に立つのが正しい。

図9　助手・術者の持ち手
a　　　　　　　　　　　b

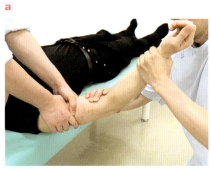
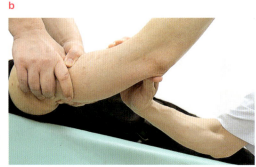

1 末梢牽引

● 術者は患者の肘の屈曲角度を変えず（ばね様固定の肢位）に上腕長軸方向に牽引を施行する（図10）。

2 肘関節の屈曲・肘頭部の直圧

● 次いで術者は患者の肘関節を屈曲させると同時に，肘頭部を圧迫し整復する（図11）。

図10　末梢牽引

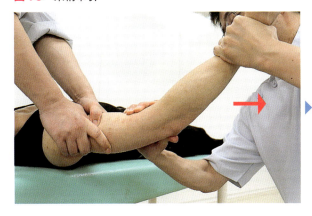

図11　肘関節の屈曲・肘頭部の直圧

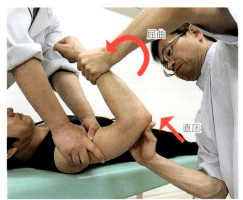

布懸け法①

● 末梢牽引を施行するにあたって力に自信がない術者には，「布懸け法」が推奨される。患者の前腕近位部と術者の体幹を「帯」などで結び，術者は体幹の力を利用して末梢牽引を行い，次に肘関節の屈曲と肘頭部の直圧を行う（図12）。

図12　布懸け法①

a　末梢牽引

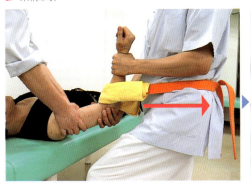

b　肘関節の屈曲

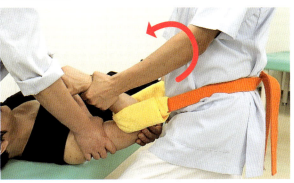

布懸け法②

- 図13のように，患者の上腕遠位部に「帯」を懸け，術者はその「帯」を踏んで患肢上腕を固定する（図13a）。
- その後はこれまでの各種整復法のように，末梢牽引，肘関節の屈曲，肘頭部の直圧を行う（図13b, c）。

図13　布懸け法②

a　帯での固定
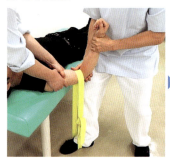

b　末梢牽引
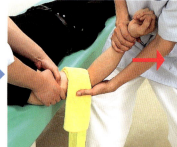

c　肘頭部の直圧・肘関節屈曲
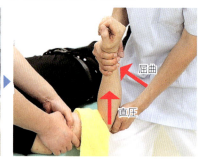

1人整復法

- 患者を坐位とし，術者は図14のように背を患者に向けて患部（肘前面）に側腹部を当てる。
- 術者の体幹の回旋により，患部に末梢牽引力が働き，同時に母指で肘頭部を圧迫することで整復を行う（図15）。このとき，患者の体が逃げると牽引力が損なわれるため，坐位での場合，背もたれ椅子が好ましい。

図14　術者の位置

a　側方より
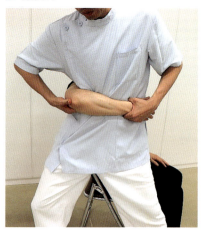

b　前方より
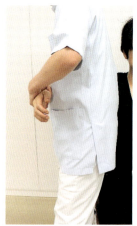

c　後方より
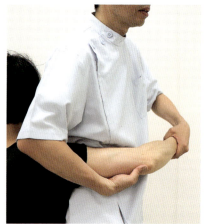

図15　末梢牽引・肘頭部の圧迫

a　側方より　　　b　前方より　　　c　後方より

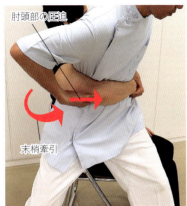
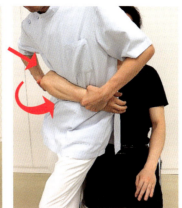
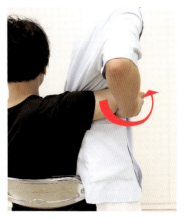

固定法

- 受傷から約3，4日は患部の腫脹が著明なため，金属副子（クラーメル金属副子）などで固定する。骨折の合併や再脱臼の可能性がある場合はキャスト材固定（p.66参照）を行う。

1　金属副子固定

- 患者は肘関節90°屈曲，前腕中間位で固定する。金属副子を包帯で固定し，最後に三角巾で提肘する（図16）。

図16　クラーメル金属副子固定

a

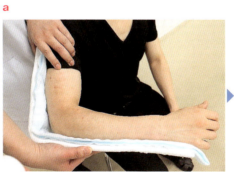

b

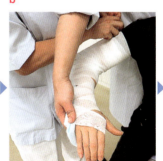

c

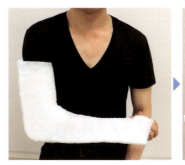

d

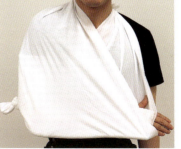

2 キャスト材固定

- 肘関節後方脱臼に尺骨鉤状突起骨折（連続性のある）を合併している場合は，キャスト材による固定が好ましい。固定肢位は肘関節90°屈曲，前腕中間位にて固定する。
- まず，チューブ包帯，ギプス用包帯をMP関節から上腕近位部まで施行する（**図17**）。

図17　チューブ包帯・ギプス用包帯

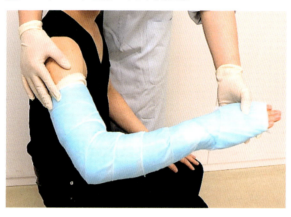

- MP関節の手前から上腕中央部までキャスト材を施行し，前腕・上腕の形状に合わせるようモールディングする（**図18**）。
- MP関節を動かせるように**図19**の赤線部分を切除する。
- 切除した断端部をテーピングで保護し（**図20**），三角巾を施行する。

図18　キャスト材固定

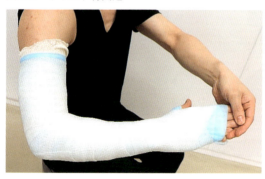

図19　MP関節部のカットライン
a　背側より　　　b　橈側より

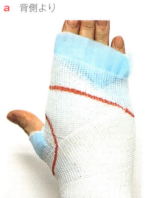 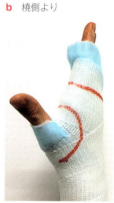

図20　テーピングによる断端部の保護

a　背側より　　　　　　　　b　掌側より　　　　　　　　c　橈側より

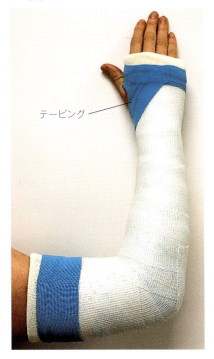
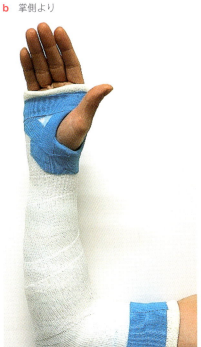
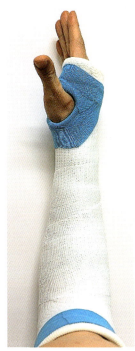

3　ギプスシャーレの作成

● キャスト材固定から約3週間経過した後，キャスト材をギプスシャーレとし，着脱可能な状態で約1週間固定し，経過をみる（**図21**）。

図21　シャーレ固定

a　　　　　　　　　　　　　b　この後包帯を施行する

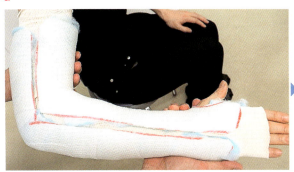
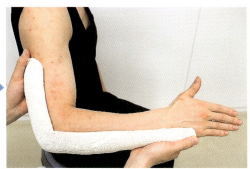

補足

● 留意事項（ワンポイントアドバイス）

● 整復が困難な場合は，側副靱帯断裂や靱帯付着部裂離骨折の合併などが疑われる。また，整復・固定後に再脱臼がみられる場合，尺骨鉤状突起骨折を合併している可能性が高い。このような場合は専門医と相談し，治療方針を決める必要がある。

MEMO

2-2 肘内障

櫻井庄二, 加藤明雄, 小野澤大輔

概要

　本症は橈骨頭から逸脱した橈骨輪状靱帯が橈骨頭と上腕骨小頭の間に嵌頓する小児特有（2〜5歳）の外傷である。受傷頻度は高く，肘関節伸展位（＋内反），前腕回内位で遠位方向に牽引力が加わった際などに生じる（図1）。例として「不意に手を引っ張られる」「転倒」「寝返り」などが挙げられるが，受傷機序が明確でない場合もある。橈骨頭が遠位に牽引されることにより，橈骨輪状靱帯が外側側副靱帯（LCL：lateral collateral ligament）に牽引され脱転し，腕橈関節の前方に嵌頓する。これは橈骨頭または橈骨輪状靱帯の未発達が要因と考えられる。患児は肘関節伸展位，前腕回内位で下垂していることが多く，泣き叫び患肢を動かそうとしない。そのため保護者が受傷機転を目撃していない場合では「肩（あるいは肘，手首）が抜けた」と訴えることもある。主訴は肘，前腕の運動痛で，橈骨頭部に直達性局所痛を認め，ときに肩関節周辺部や前腕〜手関節にかけての疼痛を訴える場合がある。しかし皮下出血斑，腫脹，発赤などは認めない。予後は良好のため，保護者に病態を十分説明し，再発防止に努めることが重要である。治療の流れを図2に示す。

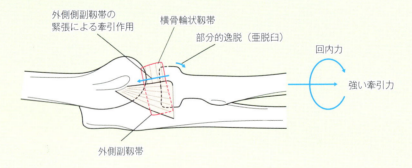

図1 受傷時のイメージ

2-2 肘内障

図2 治療の流れ

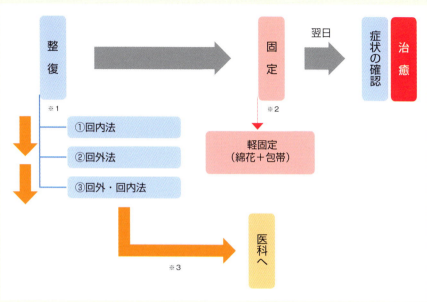

※1 1つの整復法に固執せず，患者の状態や整復の可否に応じて，↓の順に次の異なる整復法へと移行して整復を完了する．選択した整復法で整復されなければ，ためらうことなく整復終了肢位から矢印方向の整復法を順に選択し，再度整復を試みる．
※2 必ずしも必要ではないが再発防止の目的で軽固定を施してもよい．
※3 整復されない場合は，骨折などがないか必ず医科で単純X線画像によるチェックを行う．

来所時に確認すべき評価のポイント	●小児特有の疾患のため，問診は保護者，幼稚園の先生など受傷をみていた大人に実施する．腕を引っ張った，寝返りなどという受傷機序を確認する ●外観上の特徴として，患肢は前腕回内位で自然下垂し脱力している．健側肢は活発に動かしている ●疼痛が強い場合，泣き叫びながら保護者にしがみついていることがあるが，その際でも患肢は自然下垂している ●患児は患肢を触らせたくないため，術者は少しでも低い目線で応対し，または白衣を脱ぐなど，恐怖心を与えないよう配慮する ●受傷機転を誰もみていない場合，骨折などと鑑別（橈骨頚部骨折，上腕骨外顆骨折，上腕骨顆上骨折，鎖骨骨折，骨端線離開など）を行う ●既往歴を確認する

整復法

- 患児は保護者の膝に乗せてしっかり抱えてもらい，患児の安心感を得たうえで触診・整復を実施するのが好ましい。

1 回内法

- 術者は患肢の橈骨頭の箇所を軽く把持する。これは整復した際のクリック音を触知するためである（**図3a**）。
- 術者は他方の手で橈骨・尺骨をはさむように把持する（**図3b**）。
- 強制回内しながら，前腕長軸方向に軽く軸圧をかけつつ肘関節を屈曲する（**図4**）。
- クリック音が触知できれば整復は完了である（**図5**）。

※本書では成人で行っているが，本来は小児であり，肘部も小さいため，橈骨頭周辺を全体的に把持する。

図3 術者の持ち手

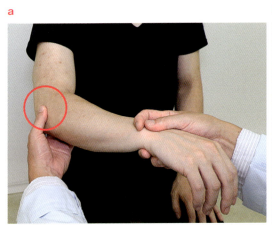
a

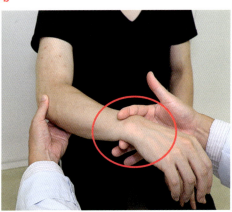
b

図4 前腕の強制回内・軸圧・肘関節屈曲

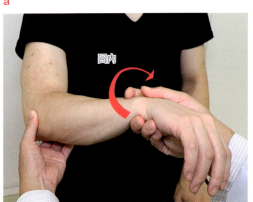
a

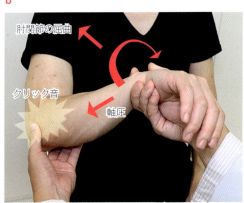
b

図5　整復時のイメージ

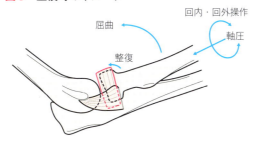

Tips

● 回内操作が重視される。小児の手関節部は細く小さいため，術者の示指と中指ではさんでから手関節橈側部を把持すると整復操作（強制回内）を行いやすい（図6）。

図6　前腕強制回内

a
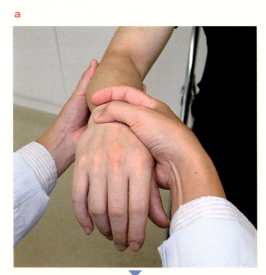

b
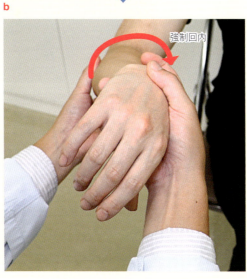

2 回外法

- 回外法は,回内法より痛みを伴う整復法のため,回内法で整復が得られないときに実施する()。
- 術者は「回内法」同様に患肢の橈骨頭の箇所を軽く把持する。
- 術者は他方の手で,「回内法」とは反対に患肢手関節尺側から小指球部を把持する。これは患肢の前腕回外強制を円滑に行うためである。
- 患肢前腕が円を描くように前腕回外を強制する。
- 前腕回外強制の際にクリック音とともに整復される。

図7 回外法

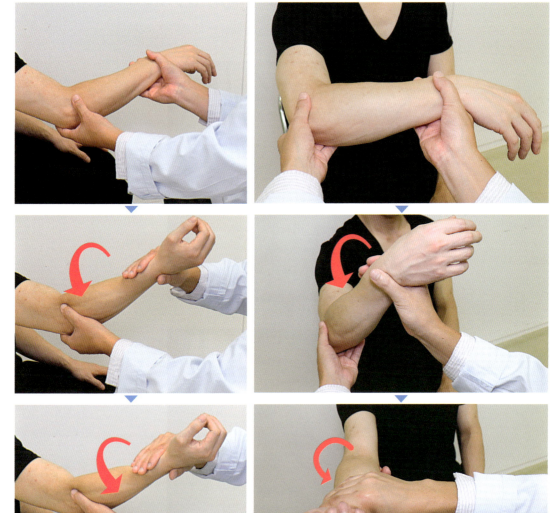

a 側方より　　b 前方より

Tips
- 「回内法」と異なり，患肢の肘を高めにすると前腕回外操作が行いやすくなる（**図8**）。

図8 肘の高さ

a 回内法

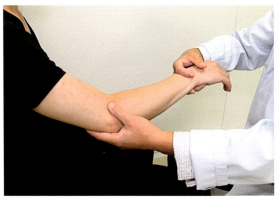

b 回外法

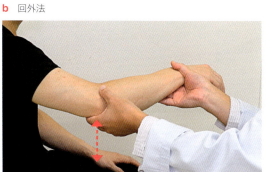

3 回外・回内法

- 術者の持ち手は回内法と同様である（**図9**）。
- ゆっくり前腕を回外しながら軽く牽引をかける。
- その後，前腕を回内強制し，前腕長軸方向に軸圧をかけながら（**図9**）肘関節を屈曲する。
- その際にクリックを触知すれば整復は完了である。

図9　回外・回内法

a 側方より　　**b** 前方より

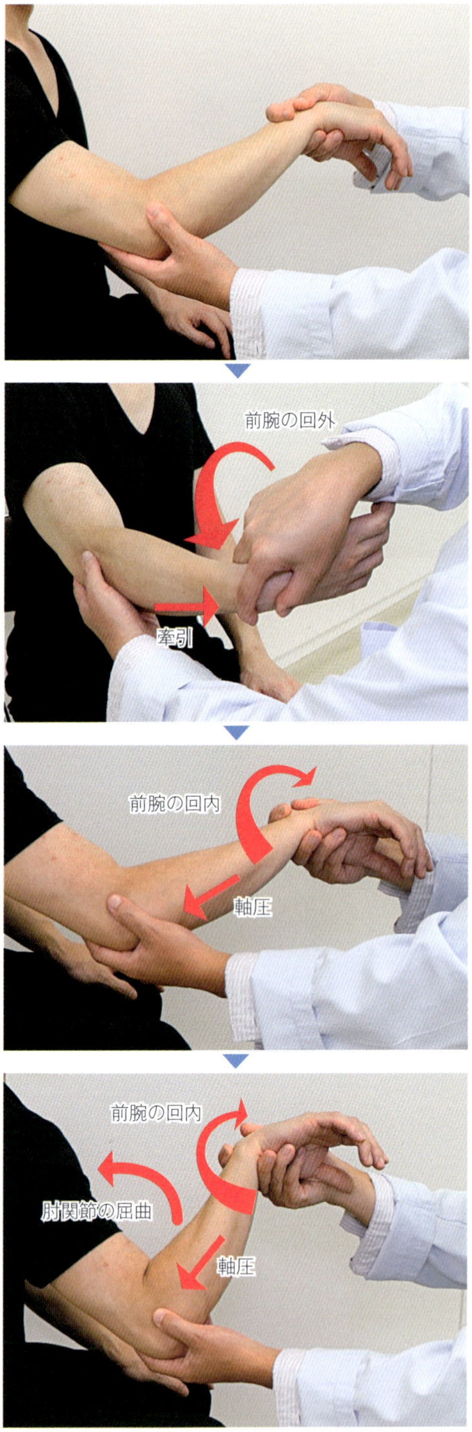

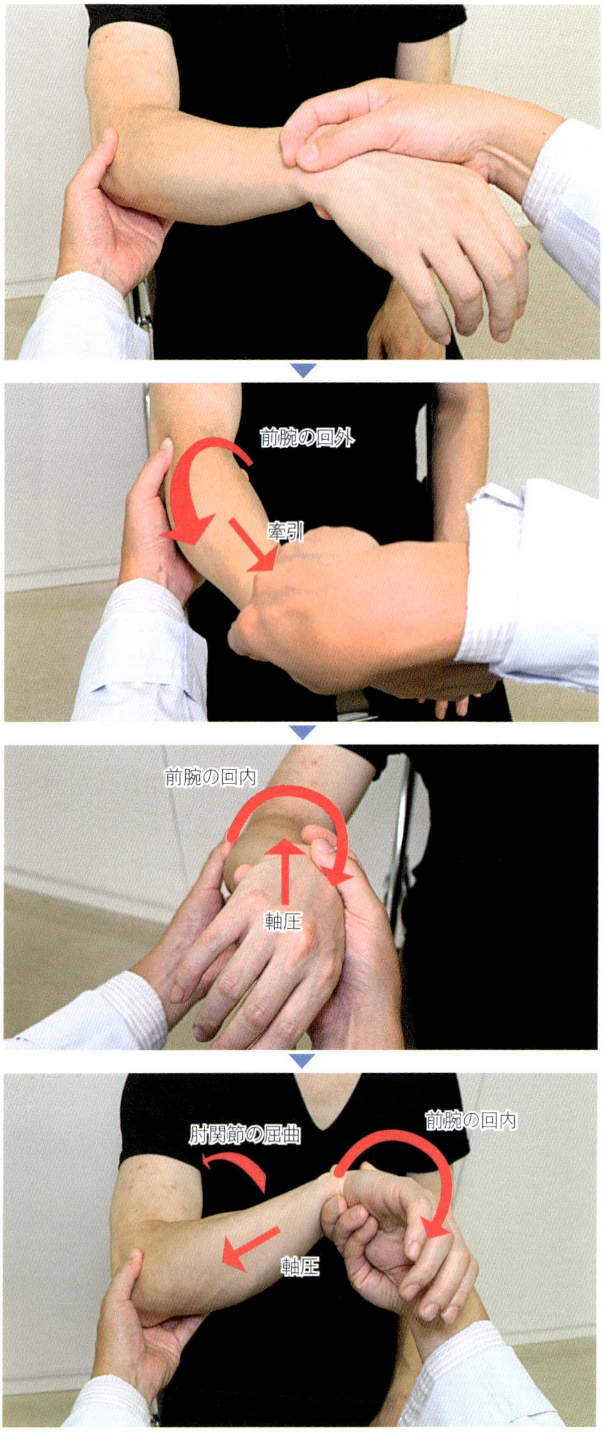

前腕の回外
牽引

前腕の回内
軸圧

前腕の回内
肘関節の屈曲
軸圧

補足

● 留意事項（ワンポイントアドバイス）

整復時の留意事項
- 患児が極度に緊張している場合はすぐに整復は行わず，保護者とともにベッドなどで安静にさせて，少し時間が経過してから整復を実施する配慮が必要である。

整復後の確認
- 整復後，患児が前腕の回外ができるかを確認する。お菓子や玩具などを用いて，手掌をかえして受け取れるか（前腕の回外）確認する（**図10**）。

図10　整復後の確認

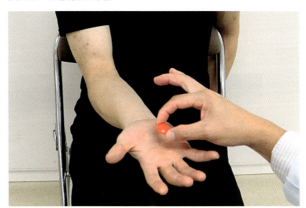

受傷から数日経過した場合
- 受傷から数日経過して来所した場合，肘部周辺の軟部組織の緊張が強いため温熱療法を実施し，肘周辺部の軟部組織の弛緩を図ってから整復する。

固定
- 治療という観点からは本症での固定は必要としない。再発防止，ケガをしたのだという意識付けとして軽固定（綿花＋包帯）を施す場合もある。

指導
- 本症は無意識下で急に腕を引っ張られると発症しやすい。再発が多い疾患のため（特に受傷後1週間），保護者に注意するよう指導する。

2-3 コーレス骨折

樽本修和，加藤明雄

概要

橈骨遠位端骨折はコーレス（Colles）骨折，スミス（Smith）骨折，バートン（Barton）骨折，ショーファー（chauffeur）骨折などが挙げられるが，そのなかでもコーレス骨折（図1）は90％を占める。

この骨折は小児から高齢者にまで幅広い年齢層に発生し，全骨折中の約10％を占める頻度の高い骨折である。特に60歳以上の女性では骨粗鬆症が基盤にあるため受傷しやすく，高齢者4大骨折の1つとして位置付けられている。骨折線は橈骨遠位関節面から1〜3cm近位部で，掌側から背側近位方向に走り，遠位骨片は短縮・背側・橈側・回外転位を呈する。治療においては骨癒合しやすいため治療に支障をきたすことは少ないが，各年齢層に応じた治療法を選択する必要性がある。これは変形などを後遺した場合に手関節部の疼痛，機能障害などが問題になるためである。

受傷頻度の高さ，部位の特性などを考慮しても，柔道整復師にとって臨床上非常に重要な骨折である。治療の流れを図2に示す。

図1 コーレス骨折
a 外観　　b 単純X線画像

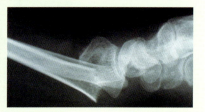

図2 治療の流れ

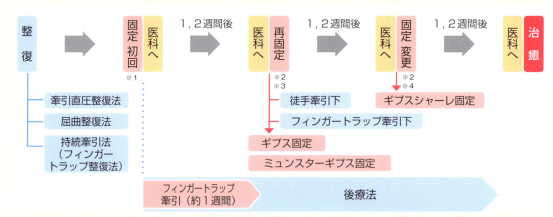

※1 固定肢位は肘関節90°屈曲位，前腕回内回外中間位，手関節軽度掌屈尺屈位。上腕遠位部からMP関節手前までギプス固定を行う。
※2 医師の指示のもと再固定や固定の変更を行う。
※3 腫脹がひいてきているためギプスの巻き直しを行う。場合によっては機能的な固定にする。
※4 前腕のみの固定に変更する。また，機能的にするため手関節中間位や軽度掌屈位から軽度背屈位にしていく。

来所時に確認すべき評価のポイント	●橈骨茎状突起と尺骨茎状突起の位置関係を健側と比較する ●側方からの外観（背側転位）を確認する ●患部の限局性圧痛を確認する ●前腕の回内・回外での疼痛を確認する（小児の場合，前腕の回外時に疼痛を訴える）

2-3 コーレス骨折

牽引直圧整復法

1 患部を把握・固定

- 術者と助手は，図3のような立ち位置をとる。
- 術者は橈側より右手で患者の母指を把持する。柔道着を握るように中指～小指で引っかけると力が入りやすく疲れにくい（図4）。
- 術者は両母指を患者のリスター（Lister）結節に引っかけるように把持し，両手の環指を手掌に当て，手根部とともに遠位骨片を把握する（図5）。

図3 術者と助手の立ち位置

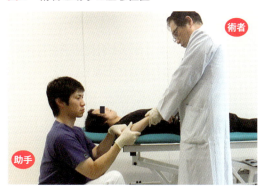

図4 持ち手（中指～小指）

a 上方より　　　　　　　　　b 下方より

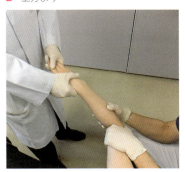 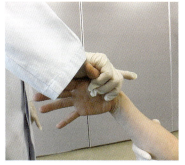

図5 持ち手（母指）

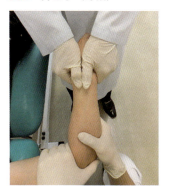

Tips

手指でつまむような把持は術者が疲れやすく，整復には不向きである（図6）。
- 把持の仕方は骨片の転位によりさまざまである。
  - 前腕長軸に対して平行に術者の両母指を置く場合もあれば，片方の母指をリスター結節に斜めに置いて引っかけ，もう片方の母指で押さえる場合もある。
  - 粉砕骨折の場合は全体を包み込むように把持する。
  - 両母指を重ねる「合わせ母指」は患部を痛める可能性があるため好ましくはない。

図6　持ち手

a　悪い例①　　b　良い例

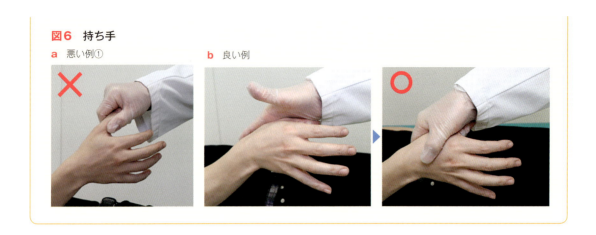

助手の役割

- 患者の肘関節を90°屈曲位とし，助手は前腕近位部と肘関節部を把持する（**図7**）。これは対抗牽引に備えると同時に患者の肢位を保持することを目的とする。

図7　助手の持ち手

a　橈側より　　b　背側より　　c　尺側より

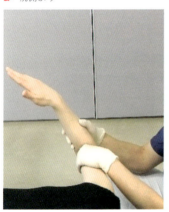 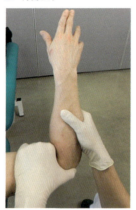 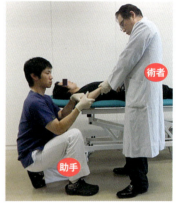

2　回外転位の除去

- はじめに回外転位を除去するため，術者はリスター結節に母指を当て，遠位骨片を回内させる（**図8**）。
- 遠位骨片を回内させた後は回内を持続しなくても問題はない。

図8　回外転位の除去

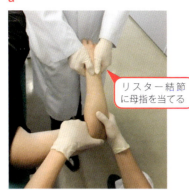
a
リスター結節に母指を当てる

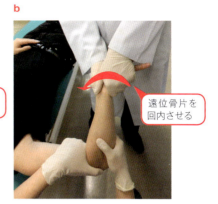
b
遠位骨片を回内させる

> **Tips**
> - 掌・尺屈時に回外転位を除去する方法もあるが，図8の方法と比較すると難しい。これは牽引する前のほうが筋緊張が弱いためである。
> - 助手は術者の動きに対し近位骨片端を常に一定の位置に保持することが重要である。

3　短縮転位の除去

- 術者は示指〜小指で遠位骨片掌側部を，母指はリスター結節部に引っかけるように把持し，前腕長軸方向へゆっくり強く牽引する（図9）。
- 末梢牽引の際には術者，助手ともに脇を締めて手の力だけではなく体重をかけて施行する（図9c）。
- 牽引の目安として，健側と比較し短縮による変形が除去されるまで持続する。

図9　末梢牽引

a　母指の持ち手
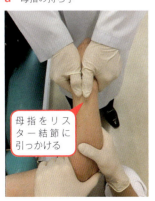
母指をリスター結節に引っかける

b　示指〜小指の持ち手
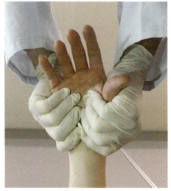

c　末梢牽引
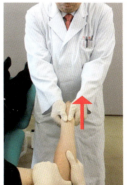

d　短縮転位（上方より）
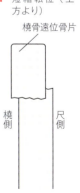
橈骨遠位骨片
橈側　尺側

> **Tips**
> - 皮膚や手関節ではなく遠位骨片を確実に把持し，牽引することに留意する。

4 橈側転位の除去

● 牽引を緩めず助手の右手を肘部と前腕中央部の間に把持させ，これを支点に術者は遠位骨片を尺側に圧迫し，橈側転位を除去する（**図10**）。

図10 橈側転位の除去

a 持ち手

b 遠位骨片の尺側への圧迫

c 橈側転位（上方より）

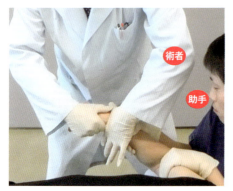
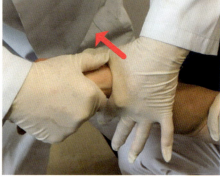
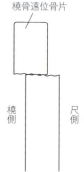

5 背側転位の除去

● 助手が近位骨片を把持し，術者は，両示指で近位骨片遠位端を掌側から背側方向に圧迫し，同時に両母指で背側から掌側方向に牽引を緩めず掌屈し背側転位を整復する。次に尺屈することにより橈側再転位を防止する（**図11**）。

図11 背側転位の除去

a 掌屈（上方より）　b 掌屈（橈側より）　c 尺屈

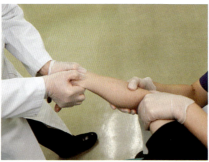
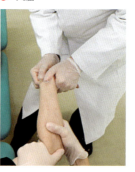

d 背側転位（側方より）　　橈骨遠位骨片

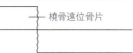

> **Tips**
> ● 「4 橈側転位の除去」「5 背側転位の除去」ともに助手は術者の整復動作に対し，近位骨片を固定し微動だにさせない。近位骨片が術者の動きに合わせて動いてしまうと，背側・橈側転位の除去は困難となる。

6 固定

- 固定肢位：肘関節90°屈曲位，前腕回内・回外中間位，手関節軽度掌・尺屈位とする。
- 固定範囲：上腕遠位部からMP関節手前まで。

①整復から固定への移行期

- 整復完了時の手関節掌・尺屈位からゆっくり固定肢位（軽度掌・尺屈位）に戻し，術者は右手で軽く患者の母指を把持し牽引を維持する。さらに左手で患者の示指〜小指を把持する（**図12**）。
- 患肢を肘関節90°屈曲位，前腕中間位，手関節軽度掌尺屈位に保つ。

図12　整復から固定への移行

a　母指の把持

b　示指〜環指の把持

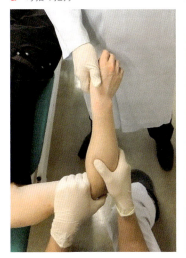
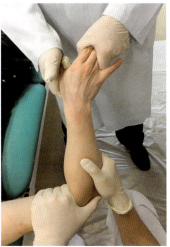

Tips

- 母指球を把持し，かつ母指側の牽引を強めることによって患肢の尺屈位が維持しやすくなる。母指側をおよそ「7割」，示指〜環指を「3割」の力で牽引する。
- 母指と示指のみで把持すると継続的な牽引は困難である（**図13**）。
- 患者の小指は把持しない。示指〜小指で把持してしまうとキャスト材固定時にMP関節に丸み（深横中手靱帯の緩み）が生じるため。
- 牽引は脇を締めて体重を後ろにかけるのみ（手の力で引っ張らない）。術者が疲れてくると橈屈させてしまう場合があるため留意する。

図13　悪い例

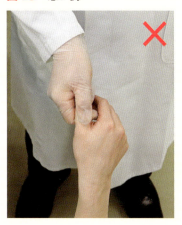

②チューブ包帯

●チューブ包帯装着時も，常に牽引を緩めてはならない。術者が近位骨片，遠位骨片をしっかり把持し，術者と助手が協力してチューブ包帯を装着する（図14）。

図14　チューブ包帯による固定

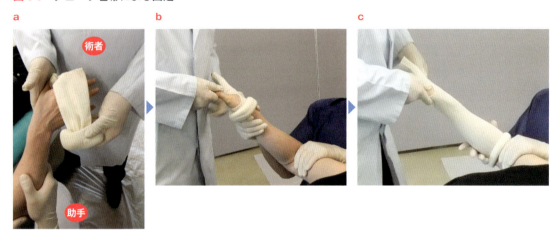

③ギプス用包帯

●術者が図15のように患部（母指と前腕近位部）を把持し，助手がギプス用包帯を骨折部から巻きはじめ，手部〜上腕遠位部まで巻く。

図15　ギプス用包帯による固定

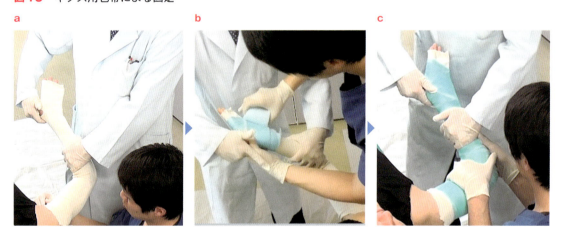

④キャスト材固定

●患肢保持を術者から助手に交代する。助手は右手で患肢の母指を，左手で肘部を把持し（図16a），牽引した後に術者は手を離す（助手は牽引を持続させる）。術者はキャスト材を骨折部から巻いていく。キャスト材1巻目は軽く転がすように巻く（手関節部にかかる1巻目のみ幅の狭いキャスト材を使うのも有用である，図16b）。

図16 キャスト材固定

a 助手の持ち手 　　　　　　　　　　　b 1巻目

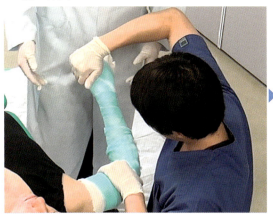
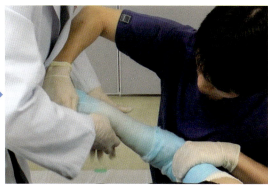

- 橈側転位を防止するため，橈骨の形状に合わせるように橈側をしっかりとモールディングする（図17）。
- 次いで軽度掌屈するようにモールディングをする。
- 1巻目を終えたら患者を坐位にし，助手は患者の後ろに回り患部の牽引を持続する。その際も脇を締めて施行すると安定する（図18）。

図17 モールディング

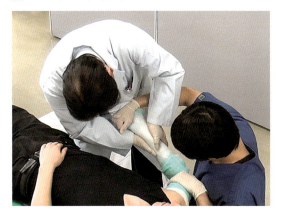

図18 助手の持ち手

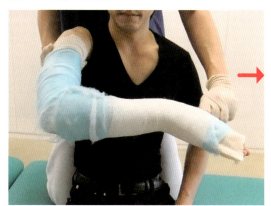

Tips
- キャスト材は，前腕部での断面が楕円形になるように施行すると骨片が転位しにくくなる。
- キャスト材固定時も助手は牽引を持続する。

- 2巻目は患者を坐位とし，前腕中央から上腕の遠位部にまで施行する。1巻目の上に重ねて巻く際には強めに，肘部は圧迫を避けるため軽めに巻くことを意識する（図19）。この際に助手は肘部にしわができないように肘の屈曲角度を維持する。

図19　キャスト材2巻目

a　助手　肘部は軽めに巻く　術者

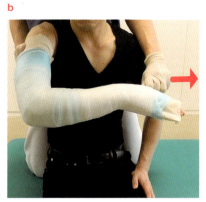

- 3巻目は上腕遠位部から前腕遠位部まで施行する。1，2巻目が硬化しているため，3巻目はきつめに巻く（**図20**）。3巻目の巻き方が緩いと硬化している2巻目とのつなぎ目ではずれてしまう。
- 患肢全体をモールディングする（**図21**）。

図20　キャスト材3巻目

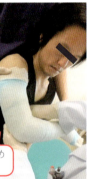 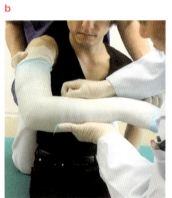

a　きつめに巻く　　b

図21　患肢全体のモールディング

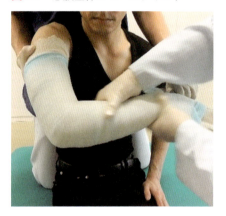

- 上腕部の余計な箇所，また第2～5MP関節と母指を動かせるようにトリミングする（**図22**）。

図22　トリミング

トリミングする箇所を赤線で示している

a　背側より　　　　　　　　　　b　掌側より

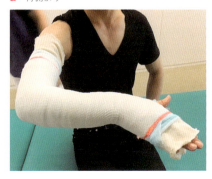 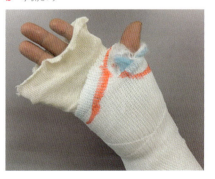

Tips
- 指の伸展は多少制限を残し，屈曲は最大までできるようにする。
- 図23のようにMP関節掌側部は小指側を短く斜めにトリミングする。

図23　MP関節掌側のトリミング

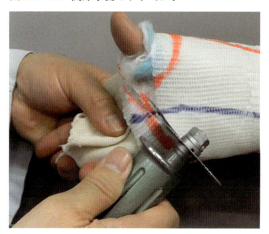

⑤シャーレの作成

- 腫脹を考慮し，シャーレ固定とする。
- シャーレ作成にあたり，図24の赤線で割を入れる場合と青線で割を入れる場合がある。安定性を考慮すると青線でのシャーレ作成が好ましい。

図24　シャーレの作成

a　背側より

b　正面より

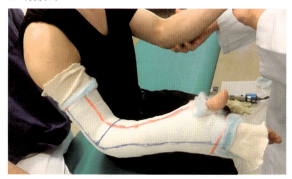

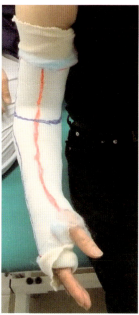

c　掌側より

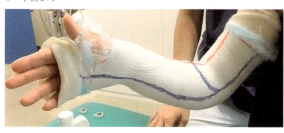

> **Tips**
> - 赤線で割を入れる場合は側方の安定性を高めるため掌側を多めに残す。
> - 整復から数週間後に肘部の青線（**図24**）を切除することによって，前腕の回旋は制限するが，肘関節の屈曲が可能となるため推奨される（ミュンスターギプス固定，**図25**）。
>
> **図25** ミュンスターギプス
>
>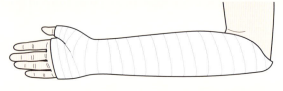

● シャーレを1度はずし，シャーレの角を切りまた断端部をはさみなどで滑らかにする。その際，骨折部が再転位する可能性があるため，助手は再び患部を牽引する（**図26**）。

図26 シャーレの取りはずし，ミュンスターギプスの作成

a 助手の持ち手

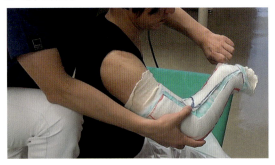

b ○部分を切除

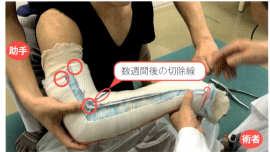

c 数週間後，**図26 b**の青線のように切除する

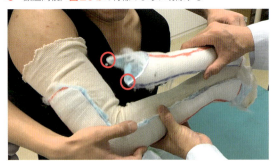

d 断端部を滑らかにする

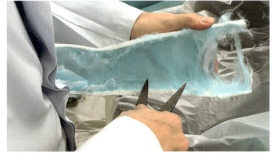

● シャーレの角を落としたらギプス用包帯を足して再び固定する（図27）。

図27　ギプス用包帯の装着
ギプス用包帯をシャーレの縁に当てる

a

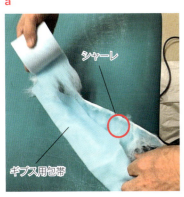

b

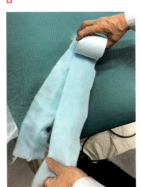

c

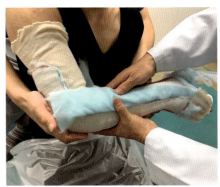

● 包帯は骨折部から固定し，肘部は包帯が食い込まないよう留意する。最後に三角巾で固定し終了（図28）。

図28　包帯と三角巾での固定

a　包帯による固定①

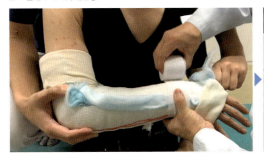

b　包帯による固定②

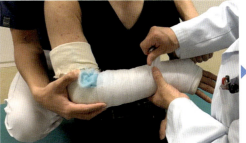

c　包帯による固定完了

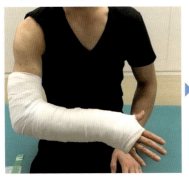

d　三角巾による固定

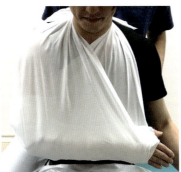

⑥固定の留意事項

● 受傷早期の固定に関しては両側に割を入れるのみ。
● 治療過程の状況にもよるが約2週間後にキャスト材を巻き直す。この際にミュンスターギプスとし，前腕の回旋は制限し，肘関節の屈曲を可能とする（図25，26c）。

屈曲整復法

- 患者の肢位は牽引直圧整復法より患部をベッドと平行に近付けるほうが整復しやすい（図29〜33は平行にしていない）。患者の肩の下にタオルや枕などを挟むとこの肢位が保持しやすい。
- 助手が前腕中央部を両手で把持する（図29）。
- まず牽引直圧整復法同様に回外転位を除去する（p.80参照）。
- 次いで橈側転位を除去する。術者は左手で手部を把持し支え，右手は遠位骨片端に橈側から尺側に向けて直圧を加える。その際，助手は近位骨片端を動かないように保持する（図30）。
- 術者は右手で患者の右母指を包み込むように把持し，左手で遠位骨片の中枢端に背側から母指を当て，ほかの4指は近位骨片の掌側を把持する（図31）。

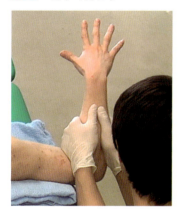

図29　助手の持ち手

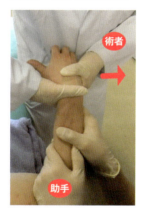

図30　橈側転位の除去

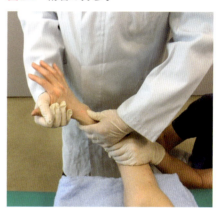

図31　術者の持ち手

- 術者の左母指を支点に右手で骨折部を大きく屈曲させる（図32）。
- 背屈させた状態でゆっくり近位骨片の長軸に牽引する。その際，術者の左手の4指は中枢をしっかり把持し母指で遠位骨片を末梢に押し込み，抵抗が軽くなったところ（近位骨片端と遠位骨片端が合わさったとき）で掌・尺屈を行う（図33）。

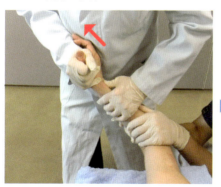

図32　屈曲＋牽引

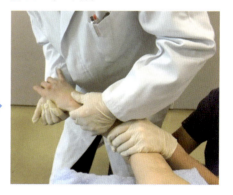

図33　掌・尺屈

2-3 コーレス骨折

- 最後に牽引直圧整復法と同様に術者は手を持ち替え（p.83 図12参照），固定する。

> **Tips**
> - 助手が近位骨片をしっかりと押さえ込むことが最も重要となる。遠位骨片端の背屈時，掌・尺屈時に術者の整復操作に対し，近位骨片が動いてしまうと術者の整復は意味をなさない。

- 助手がいない場合，術者1人で行う方法もある（図34）。手順は2人整復法と同じ。

図34　1人屈曲整復法

a 持ち手

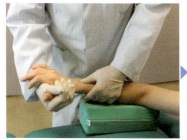

b 屈曲＋牽引

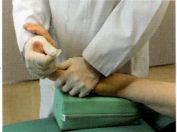

c 掌・尺屈

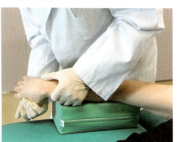

持続牽引法

- 患者に与える疼痛が少なく，また短縮転位の除去に有用な整復法である。

1 整復前準備

- 患者の母指，示指の保護のため伸縮テープを巻く（図35）。
- 整復後の固定を考慮し，事前にチューブ包帯をフィンガートラップに通しておく（図36）。

図35　整復前準備

a 指の保護

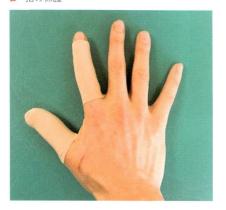

図36 チューブ包帯の設置

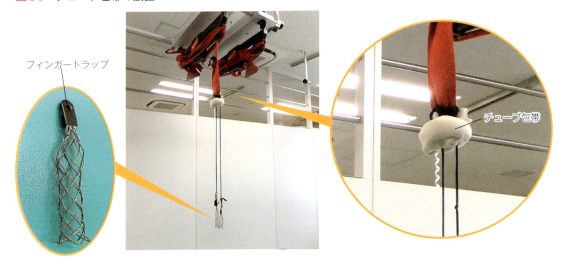

2 患者の肢位

- 母指，示指にフィンガートラップをかけて，肩関節外転，肘関節90°屈曲，前腕中間位にて施行する。この際，上腕部に重りをかけたときに，肘関節が90°屈曲するよう留意する（**図37**）。
- 上腕部に重りをかける。体格により変化するが，約5～7kgを目安とする。

図37 患者の肢位

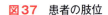
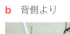
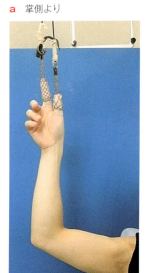
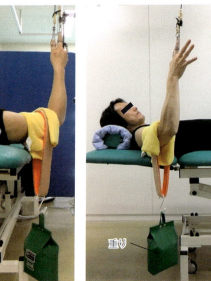

3 回外転位の除去

- 最初に牽引下で回外転位を除去する（**図38**）。

図38 回外転位の除去

a 持ち手　　b 回外転位の除去　　c 回外転位

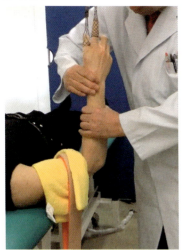 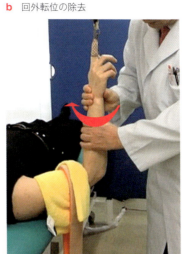 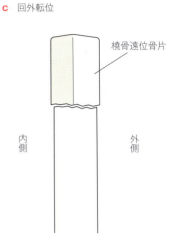

4 短縮転位の除去

- 20〜30分，持続牽引する。
- 筋緊張を緩和させるため，患者に「グー」「パー」を繰り返すよう指導する（**図39**）。

5 橈側転位の除去

- 術者の片方の手で前腕中央部の尺側を把持し，これを支点として他方の手で遠位骨片を尺側へ押し込む（**図40**）。

図39　筋緊張の緩和

a グー　　b パー

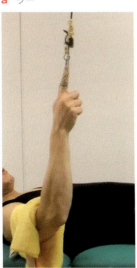 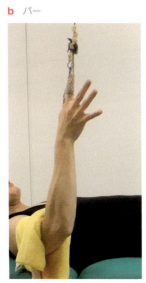

図40　橈側転位の除去

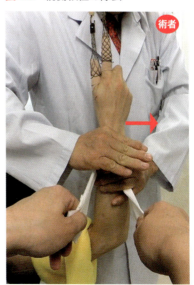

6 背側転位の除去

- 短縮転位が減少してきたら（健側と比較し，変形が除去されてきたら）助手が近位骨片端に包帯をかけ肩関節の外転角度を大きくする（**図41**）。
- 背側転位が残存する場合，術者が直接両母指で掌側に直圧する（**図42**）。

図41 背側転位の除去

a　尺側より

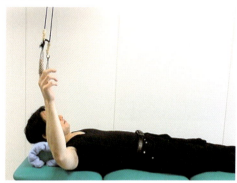

b　肩関節の外転角度の増大

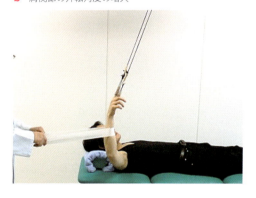

図42 掌側への直圧

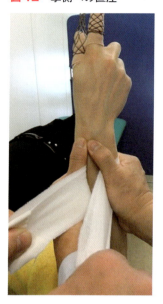

> **Tips**
> - 整復後，固定が終了するまで**図41b**のように肩関節の外転角度を鋭角に保つ。**図41a**のように真下で牽引すると遠位骨片が背側に転位しやすくなるため留意する。
> - チューブ包帯を患肢に装着してから背側転位を除去する方法もある。

7 固定

- あらかじめフィンガートラップに通しておいたチューブ包帯を降ろし，上腕遠位部からMP関節の手前まで固定する。

①チューブ包帯の装着

- あらかじめセットしたチューブ包帯を下ろし，患肢に装着する（**図43**）。
- 術者が直接両母指で遠位骨片端を掌側に直圧する（**図44**）。

図43 チューブ包帯の装着

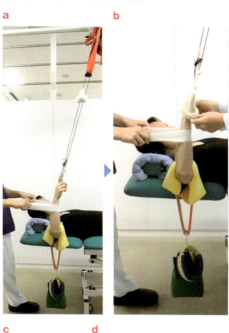

図44 背側転位の除去

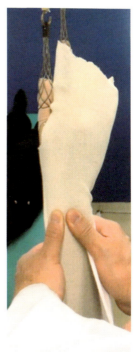

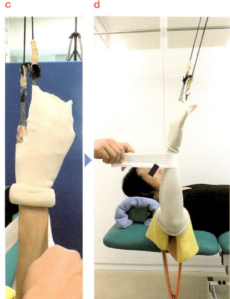

②ギプス用包帯・キャスト材

- ギプス用包帯の1巻目はまず骨折部から手部にかけて巻き，2巻目は前腕遠位部から前腕近位部まで被覆するように巻く（**図45**）。

- キャスト材も1巻目は骨折部から施行し手部から前腕近位部まで巻き（図46），軽度掌屈するようにモールディングする（図47）。2巻目も1巻目と同様の範囲で巻き，モールディングする。

図45　ギプス用包帯の装着
a　1巻目　　b　2巻目

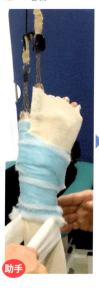
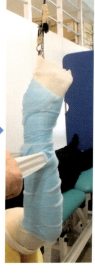

図46　キャスト材の施行
a　1巻目　　b　2巻目

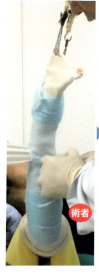
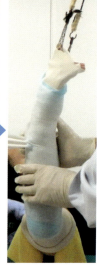

図47　モールディング

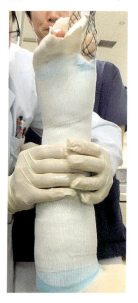

- 患者を坐位とし，助手は背後から図48のように牽引を持続し，術者は肘部から上腕遠位部までギプス用包帯およびキャスト材を施行する。

図48　助手の肢位

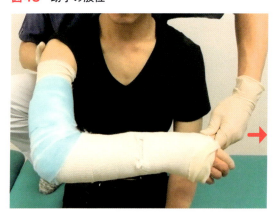

Tips
- 牽引直圧整復法後の固定と異なり，前腕近位部〜上腕遠位部はギプス用包帯およびキャスト材3巻目で施行する（上腕部に重りが存在するため）。
- ギプス用包帯およびキャスト材3巻目は前腕近位部から施行するが，強く巻かないとはがれてしまうため留意する（図49）。肘部からは緊縛を避けるため，緩めに施行する。

図49 ギプス用包帯およびキャスト材3巻目

a 3巻目の始め　　b 完成

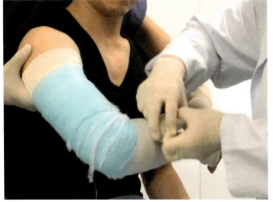
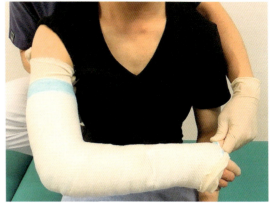

③シャーレの作成

● 牽引直圧整復法の固定（p.87）に準じる。

補足

● 留意事項

● 高齢者の骨折は骨が脆弱化しているため的確に整復しても再転位しやすい。
● 臨床での経験上，整復後の固定から再固定までの期間（約1週間）は，再転位防止のため，来所時はキャスト材を巻いている状態でフィンガートラップ牽引を実施するとよい（**図50**）。
● 整復法には多くの技法があるが，最も重要なのは患者のニーズに合った（疼痛緩和が得られる）整復法を選択することである。
● 整復の技術においては，できる限り再現性の高いもの（フィンガートラップなど）を選択する。
● 手指のしびれや冷感が生じたら，循環障害や正中神経麻痺を考慮に入れて充分な観察を行う。

図50 キャスト時のフィンガートラップ

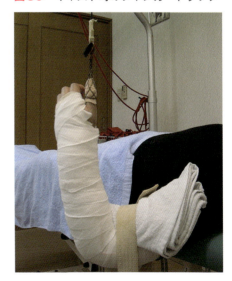

3-1 中手骨頸部骨折（ボクサー骨折）

樽本修和，加藤明雄

概要

中手骨頸部骨折は握り拳で硬いものを殴った際などに発生しやすいことから，ボクサー骨折ともよばれている（図1）。一般に本症は第5中手骨に発生することが多く（ボクサーは示指と中指に，一般人は環指と小指に好発する），外観上，中手骨骨頭隆起（ナックルパート）の消失や，二次的に鷲手様変形（MP関節過伸展位，PIP・DIP関節軽度屈曲位）を認める。これは骨間筋，虫様筋の作用により，骨頭部が掌側に屈曲転位する，つまり骨折部が背側凸変形を呈することによって生じる。

CM関節の可動性は指により異なり，環指と小指と比較すると，示指と中指のCM関節はほとんど可動性がないため，屈曲転位の残存は許容されない。目安として屈曲転位は示指と中指は可能な限り0°に，環指は30°，小指は45°まで許容されるといわれている。しかし職業上，または生活背景などで物を強く握る機会がある人などは，屈曲変形の遺残により骨頭が掌側に突出するため疼痛が生じるなどの問題が起きることがある。従って，本症は正確な整復が求められる骨折である。治療の流れを図2に示す。

図1　ボクサー骨折

a　外観

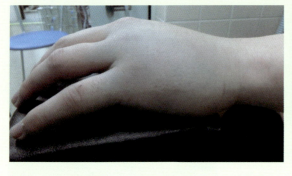

b　単純X線画像

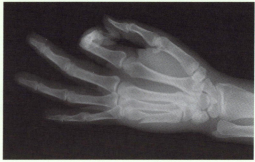

3-1 中手骨頚部骨折（ボクサー骨折）

図2 治療の流れ

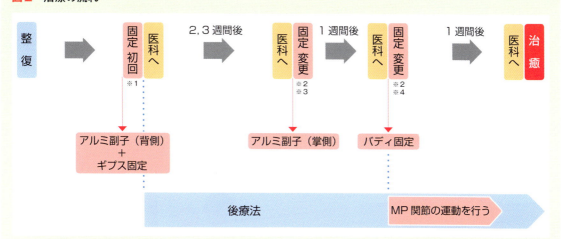

※1 固定肢位は手関節軽度背屈位，MP・PIP関節90°屈曲位とする。
※2 医師の指示のもと再固定や固定の変更を行う。
※3 IP関節90°屈曲位から軽度屈曲位（拘縮予防）にし，アルミ副子を掌側に変更する。
※4 テーピングで患指の隣接指とバディ固定を行う。

来所時に確認すべき評価のポイント	●環指と小指に多く，患指は半膨大に腫脹がみられ，ナックルパートが消失している ●骨折部は表在性のため，限局性圧痛が著明である ●拳を握らせてオーバーラッピングフィンガー（回旋転位）の有無を確認する ●遠位骨片の回旋方向（近位骨片が内旋：遠位骨片が外旋，近位骨片が外旋：遠位骨片が内旋）により，整復法は異なるため留意する ●上記のいずれの項目も健側と比較し，骨折部の状態を把握する

整復法

1 持ち手

- 本項目では，小指の骨折を想定し，解説する。
- 患指に包帯またはゴムを巻き（滑り止め），術者は**図3a**のように患指を把持する。
- 助手は骨折部のやや近位部を把持し，対抗牽引に備える（**図3b，c**）。

図3　術者・助手の持ち手

a
患者の手背にある赤印は骨折部を示す

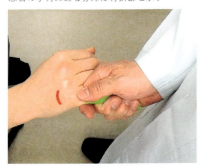

b

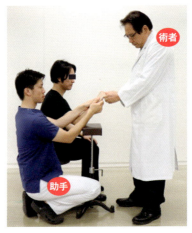

c

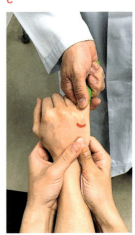

2 回旋転位の除去

- 遠位骨片を軽く牽引しながら内旋（遠位骨片は外旋していることが多いが，内旋している場合は外旋）する（**図4**）。

図4　外旋転位の除去

a　遠位骨片の牽引

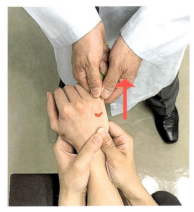

b　牽引しながらの内旋

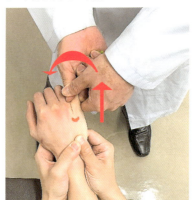

c　外旋転位

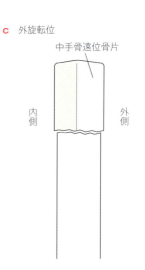

3-1 中手骨頚部骨折（ボクサー骨折）

> **Tips**
> ●回旋転位の整復は不可欠であり，これを残存させるとオーバーラッピングフィンガーを起こす。

3 短縮転位の除去

●回旋転位を除去した後，患指を元の位置に戻し，次いで末梢牽引を実施する。その際，MP関節は**図5**のように軽度屈曲させて実施する。

●遠位骨片の動きを察知したら，ゆっくり中手骨頭を引き出すように，示指を支点とし，円を描きながら患指を屈曲する（**図6**，**7**）。

図5 末梢牽引

a
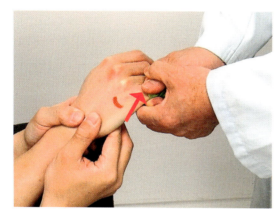

b 短縮転位
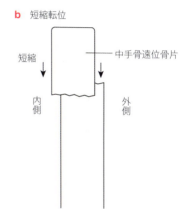

図6 整復のメカニズム

MP関節を屈曲することにより側副靱帯を緊張させ，術者の示指と母指の槓杆作用を利用しながら基節骨を牽引することによって，中手骨頭部に安定した牽引力が働く

a
軽度の屈曲位で側副靱帯を緊張させ，基節骨が遠位骨片の真下にくるようにする。真下にきてから円を描くように，また引き出すように屈曲する。そのとき，骨片を中に押し出さない

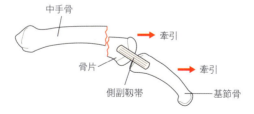

b
①MP関節軽度屈曲位で側副靱帯を緊張させる
②遠位骨片を引き出すように一連の動作で円を描くように牽引とMP関節の屈曲を行う
③基節骨を介し遠位骨片を突き上げるように整復する

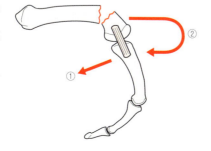
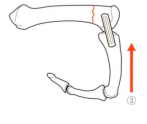

図7 患指の屈曲

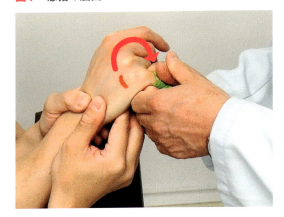

> **Point**
> - MP関節部の側副靱帯は屈曲位で緊張するため，MP関節伸展位での末梢牽引は患部に十分な牽引力を与えることができない。
> - 図7の患指屈曲時に患者の疼痛が強い場合，短縮転位の除去が十分ではない可能性が示唆される。

4 中手骨骨頭の突き上げ

- MP関節を90°まで屈曲したら牽引は緩めても差し支えはない。ゆっくり指に巻いた滑り止め（包帯またはゴムなど）を除去する。
- PIP関節を90°屈曲し，近位骨片を両手の4指で把持しながら，基節骨を介し，両母指で遠位骨片を背側に押し上げるように軸圧をかける（図8）。このときに整復音を触知する。
- 整復後はMP関節90°を保持する。

図8 中手骨骨頭の突き上げ

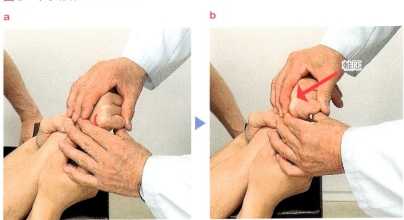

固定

- 固定肢位は手関節軽度背屈位，MP・PIP関節90°屈曲位とする。

1 材料

- 図9に固定に必要な材料を示す。

図9　各種材料

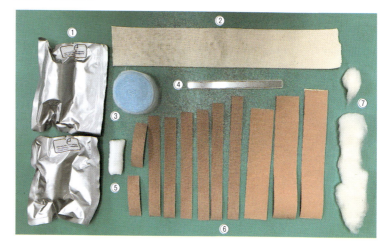

①キャスト材
②チューブ包帯
③ギプス用包帯
④アルミ副子
⑤綿花＋ガーゼ
⑥伸縮テープ
⑦脱脂されていない綿花

2 綿花（シリンダー型）

- 患者がMP・PIP関節90°屈曲位を保持しやすいよう，円筒状に丸めてガーゼで覆った綿花を環指と小指で軽く握らせる（図10a）。そのとき，環指と小指間に脱脂されていない綿花を当てる（図10b）。

図10　綿花の把持

a　綿花（シリンダー型）把持

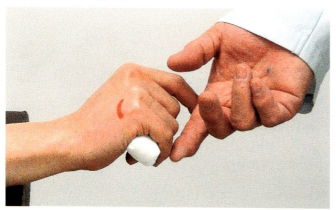

b　脱脂されていない綿花

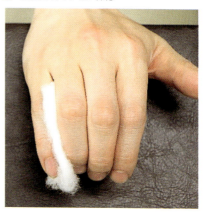

3 アルミ副子

● 健側をモデルにMP・PIP関節が90°屈曲位になるよう背側にアルミ副子を当てる。その際，アルミ副子と皮膚の間に脱脂されていない綿花を当てる（**図11**）。特に中手骨・基節骨・中節骨骨頭部を保護する。

図11 アルミ副子

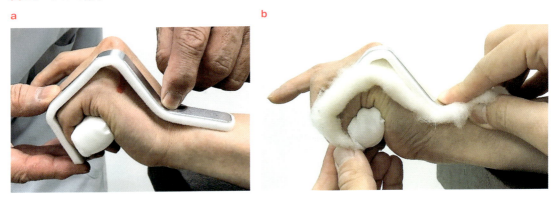

● 伸縮テープを用いてアルミ副子を固定する（**図12**）。

図12 アルミ副子の伸縮テープによる固定

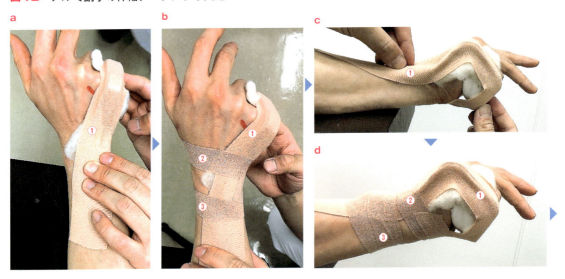

3-1 中手骨頚部骨折（ボクサー骨折）

e	f	g	h
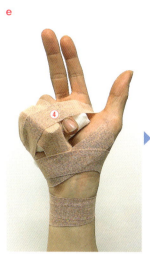	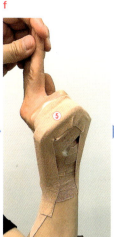	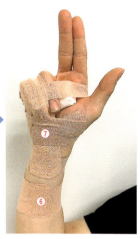	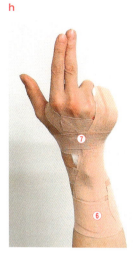

Tips
- 図12の①のテープを貼付する際には，特に牽引力を必要としないため，張力をかけずに貼付する。

4 チューブ包帯・ギプス用包帯

● チューブ包帯を装着し（**図13**），ギプス用包帯を巻く（**図14，15**）。母指～中指が自由に動けるよう配慮する。

図13 チューブ包帯の装着

a 掌側より　　b 背側より　　c 前方より

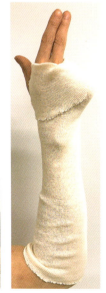
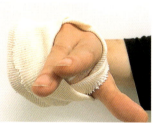

2章 上肢 臨床編

図14　ギプス用包帯での固定

a　　　　b　　　　c　　　　d

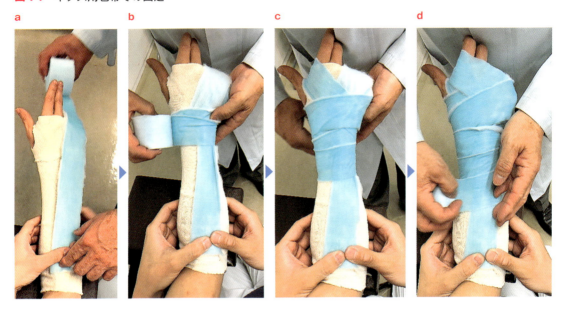

図15　ギプス用包帯での固定の完成図

a　背側より　　b　掌側より　　c　前方より

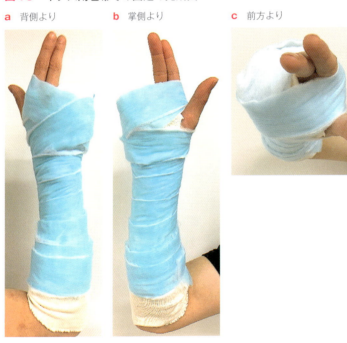

3-1 中手骨頚部骨折（ボクサー骨折）

5 キャスト材

●キャスト材を施行する（**図16**，**17**）。目安として約2，3週間キャスト材で固定し，その後アルミ副子固定，テーピング固定と経時的に変化させていく。

図16 キャスト材による固定

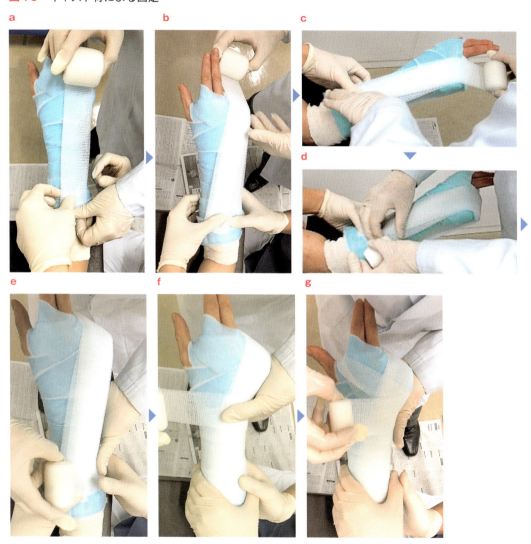

図17　キャスト材での固定の完成図

a 背側より　　b 掌側より　　c 尺側より　　d 前方より

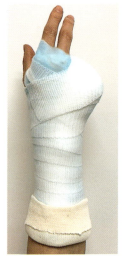
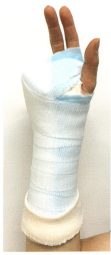
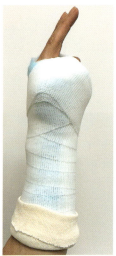
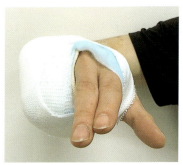

6　包帯固定

● 包帯を施行する（**図18**）。

図18　包帯施行

a 背側より　　b 掌側より　　c 橈側より

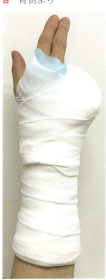
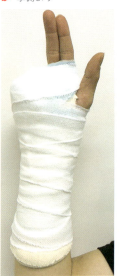
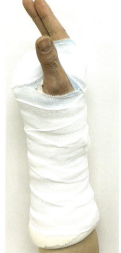

d 前方より

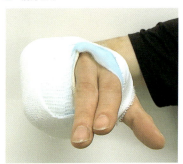

固定（初回固定から2，3週間後）

- 拘縮予防のため，固定肢位はPIP関節90°屈曲位から軽度屈曲位とする。
- 前述の固定を除去し，アルミ副子を掌側に当てて再び固定する（図19a）。環指とともに固定するが，その際環指と小指間に脱脂されていない綿花を挟む。伸縮テープでアルミ副子を固定し（図19b〜d，図20），包帯を施行する（図21）。

図19　アルミ副子固定

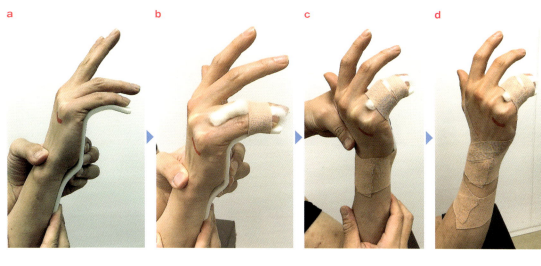

a　　b　　c　　d

図20　アルミ副子固定の完成図

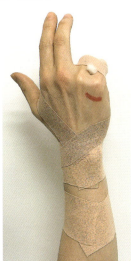

a　掌側より　　b　背側より

図21　包帯施行の完成図

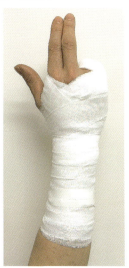 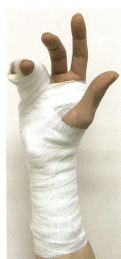

a　背側より　　b　掌側より

固定（初回固定から約4週間後，バディ固定）

- 伸縮テープで患指の隣接指とバディ固定（buddy taping）を施行する（**図22**）。

図22 バディ固定

a　　　　　　　　b　　　　　　　　c　　　　　　　　d

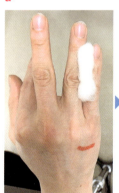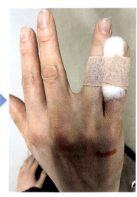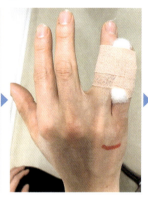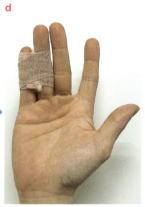

補足

● 留意事項（ワンポイントアドバイス）

- 固定時に大きめのアルミ副子で2指固定をすると，PIP関節部で段差が生じるため，綿花などを使用してPIP関節の高さを調節（皮膚の圧迫痕を防止）する必要がある。1指に小さめのアルミ副子を装着したほうが簡便である。
- 固定された指先の循環障害やしびれ感に注意する。

MEMO

3-2 近位指節間関節背側脱臼

樽本悦郎，二神弘子，西沢正樹

概要

近位指節間関節（PIP関節）は蝶番関節であるため，屈曲・伸展以外の運動はない。そのため外力の影響を受けやすく，脱臼しやすい。近位指節間関節脱臼（図1）は，背側脱臼，掌側脱臼，側方脱臼に分類され，背側脱臼が最も多い。特に，突き指などで過伸展が強制されたとき（背側脱臼）には，掌側板が損傷したり，掌側板中節骨付着部が断裂する場合もある。よって整復後の単純X線検査が欠かせない。治療の流れを図2に示す。

図1 近位指節間関節背側脱臼

a 外観

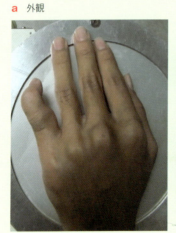

b 単純X線画像

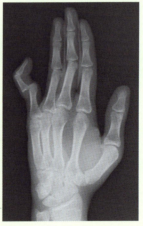

図2 治療の流れ

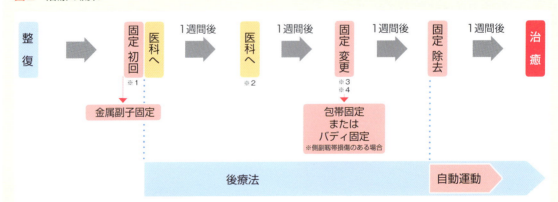

※1 固定肢位は手関節軽度背屈位，MP関節屈曲位，IP関節伸展位とする。医科で骨折が判明した場合は医師の指示で方針を決定する。
※2 骨折がないか再度確認する。
※3 患者の生活を考慮し，金属副子より軽度の固定に変更していく。
※4 側副靱帯損傷を認めた場合の固定期間は初回固定から2，3週間を要し，さらにバディ固定を2週間実施する。

3-2 近位指節間関節背側脱臼

来所時に確認すべき評価のポイント

- 側副靱帯損傷の有無を調べるため，圧痛を確認する（図3）
- 掌側板損傷の有無を調べるため，圧痛および掌側の皮下出血斑を確認する（図4）

図3 側副靱帯損傷の確認

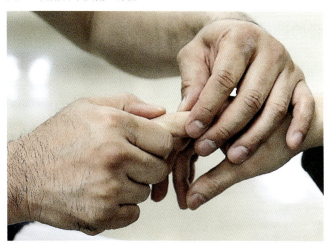

図4 掌側板損傷の確認

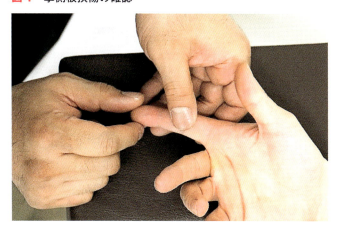

整復法①

● 本項目では右示指の脱臼を想定して解説する。

1 中節骨の過伸展

● 一方の手で基節骨をしっかりと把持し，他方の手で中節骨を把持し，過伸展させる（**図5，6**）。

図5 術者の持ち手

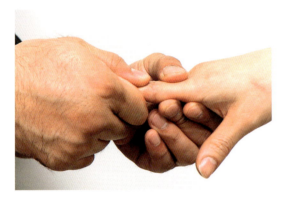

図6 中節骨の過伸展

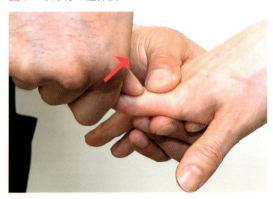

2 中節骨の屈曲

● 中節骨を末梢方向にスライドさせた後，屈曲させる（**図7，8**）。

図7 模式図

過伸展させて圧迫（スライド）することで掌側板や膜様部のPIP関節での巻き込みを防ぐ

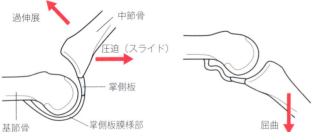

a 中節骨の過伸展と圧迫　　b 中節骨の屈曲

図8 PIP関節屈曲

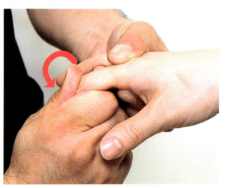

3-2 近位指節間関節背側脱臼

整復法②

● 術者は**図9**のように一方の手で基節骨を，他方の手で中節骨を把持する。

図9 術者の持ち手

a 背側より

b 橈側より

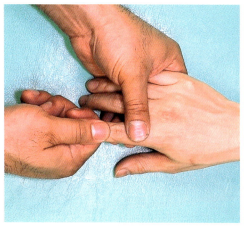
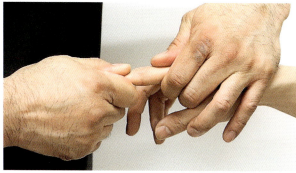

1 末梢牽引

● 末梢牽引を行う（**図10**）。多くはこの段階で整復される。

図10 末梢牽引

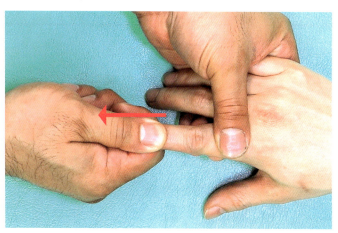

2 患指の回旋

● 末梢牽引で整復されない場合は，中節骨を把持している手で患指に回旋を加えると整復されやすい（**図11**）。

図11 患肢の回旋

a

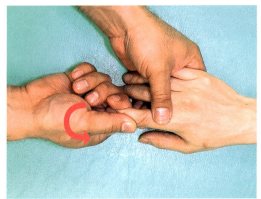

b

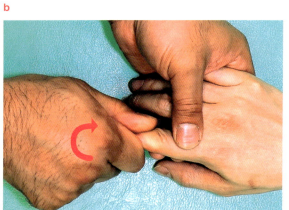

> **Tips**
> ● 掌側板を損傷している場合は，受傷後1，2日経過してからPIP関節掌側部に皮下出血斑が出現することが多いため留意する。
> ● 整復後も必ず，側副靱帯損傷，掌側板損傷の有無を確認する。

固定法

● 材料は，アルミ副子，伸縮テープ，綿包帯を用いる（**図12**）。

図12 固定材料

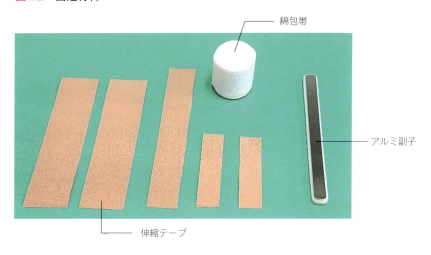

1 アルミ副子の形成

● 固定は拘縮予防のため,手関節軽度背屈位,MP関節70°屈曲,IP関節伸展位のいわゆる安全肢位（safety position）で施行する。安全肢位になるようアルミ副子を形成する（**図13**）。

※本来であれば安全肢位での固定が望ましいが,患者のADLを考慮し医師の指導のもとMP関節の屈曲角度を調節する。本項目では**図14**の屈曲角度で施行する。

図13 安全肢位

a
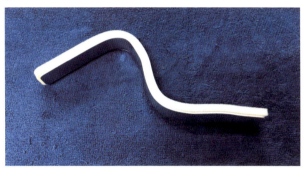

b
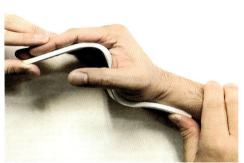

図14 本項目の固定肢位

a
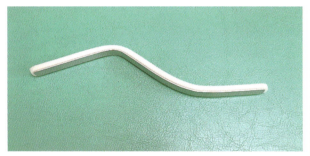

b
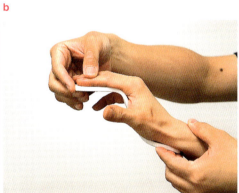

2 伸縮テープでの固定

● 形成したアルミ副子を伸縮テープで固定する（**図15**，**16**）。

図15 伸縮テープによる固定

a 中節骨部にテープを貼付しアルミ副子を固定する

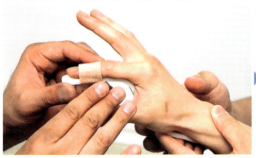

b aと同様に基節骨部にテープを貼付する

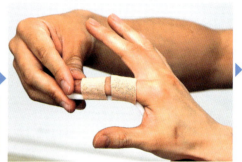

c 手掌部，手関節部にテープを貼付する。伸縮テープは引っ張らないように注意する（浮腫や皮膚障害を惹起する）

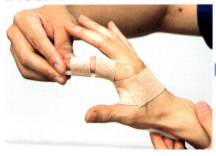

d

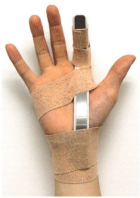

図16 伸縮テープでの固定の完成図

a 背側より　　**b** 掌側より　　**c** 橈側より

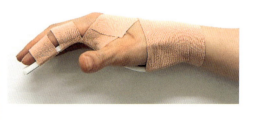

3-2 近位指節間関節背側脱臼

3 包帯固定

●最後に包帯を施す（図17）。

図17 包帯固定

a 背側より

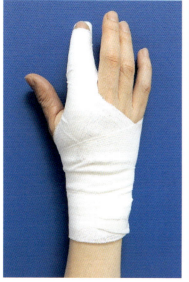

b 掌側より

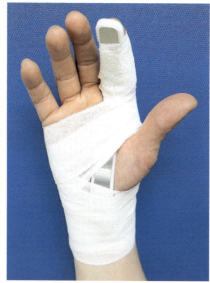

c 橈側より

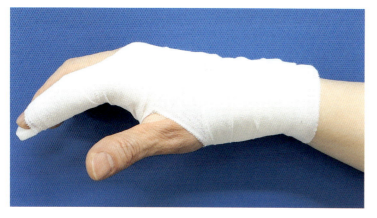

2章 上肢 臨床編

4 側副靱帯損傷を認めた場合

- 側副靱帯損傷を認めた場合は，2指固定（バディ固定，buddy taping）が推奨される（**図18**）。
- 伸縮テープでバディ固定を施す．その際，指間に綿花を挟む（**図18a～c**）。
- アルミ副子を伸縮テープで固定する（**図18d**）。
- 包帯を施す（**図18e, f**）。

図18 2指固定

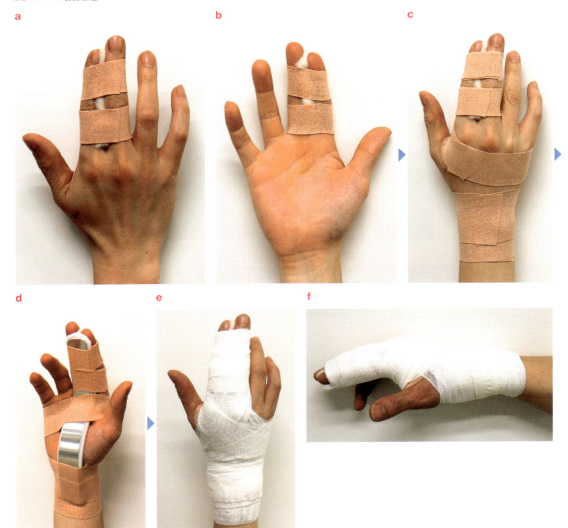

- 本項目では安全肢位での固定を紹介したが，良肢位での固定も紹介する（**図19**）。

図19 良肢位固定

a b

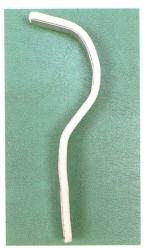
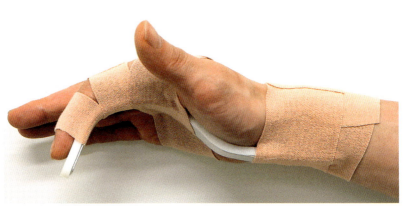

補足

● 留意事項（ワンポイントアドバイス）

- 単独損傷の場合の固定期間は2，3週間を要す。側副靱帯損傷の場合の固定期間は3週間を要し，さらにバディ固定を2週間実施する。側副靱帯損傷が重度の場合，不安定感の有無を確認する。
- 固定範囲は，患者のADLを考慮し，手関節を固定しない場合もある。
- 手指は，末梢であるために循環障害に陥りやすい。指先の冷感，しびれ感，疼痛に注意する。
- 綿花は脱脂されていないものが推奨される。汗や水分を吸収しにくいため，硬くなりにくい。

3-3 ロッキングフィンガー

樽本悦郎, 樽本修和, 二神弘子, 西沢正樹

概要

　示指～小指のロッキングフィンガーは20～40歳代の女性に多く, 中手骨骨頭部の骨棘に副靱帯が引っかかること（ロッキング）によって発生する（図1, 2）。骨棘は掌橈側にできることが多く, 特に示指, 次いで中指に多い。外傷が発生機序となることは少なく, 多くは日常生活で, 不意な指の屈伸動作により発生する。一般的には整復後の安静により症状は軽減する。ロッキングを繰り返し, 疼痛が続くようであれば手術療法を考える必要がある。母指で発生するMP関節のロッキングは若年者に好発し, 母指の過伸展損傷で発生するまれな疾患である。病態が特異的であるため, 母指は牽引と屈曲をするような徒手整復法は適切ではない。ロッキングフィンガーの病態は, MP関節の過伸展により掌側板が中手骨骨頭に乗り上げ, 掌側板と副靱帯がMP関節屈曲時に中手骨橈側顆に引っかかるため, 屈曲が不能となる。治療の流れを図3に示す。

図1　ロッキングフィンガーの病態

a　MP関節伸展時

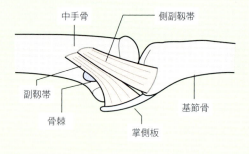

b　MP関節屈曲時

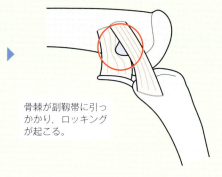

骨棘が副靱帯に引っかかり, ロッキングが起こる。

図2　ロッキングフィンガー

a　外観

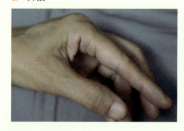

b　単純X線画像

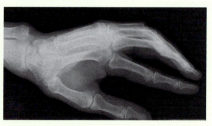

図3 治療の流れ

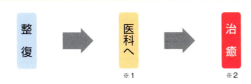

※1 整復後，骨に異常がないか医科で確認する。
※2 医科で確認後に問題がなければ治癒となるが，ロッキングを繰り返している場合は中手骨の骨棘を削る手術を行う場合がある。

来所時に確認すべき評価のポイント	●示指～小指のロッキングフィンガーでは，受傷機転をよく聴取する。MP関節脱臼との鑑別を要するが，頻度としてはロッキングフィンガーのほうが高い ●母指のロッキングフィンガーでは，患指は過伸展を呈するため，ばね指，MP関節背側脱臼と鑑別を要する

整復法－示指〜小指ロッキングフィンガー

- 右示指のロッキングフィンガーを想定して解説する。
- 術者は一方の手で中手骨を把持し，他方の手で基節骨を把持する（図4）。

図4　術者の持ち手
a　橈側より

b　前方より

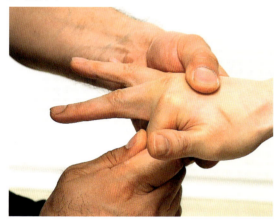
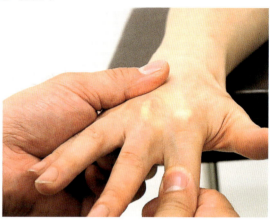

1 MP関節の屈曲・軸圧・尺屈

- MP関節を屈曲し，基節骨を近位部に向けて軸圧をかけつつ尺屈させる（図5）。患指を牽引してはいけない。

図5　MP関節屈曲・軸圧・尺屈
MP関節を屈曲することで副靱帯を弛緩させる
a　橈側より

b　前方より

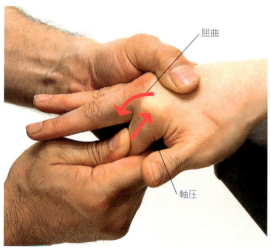
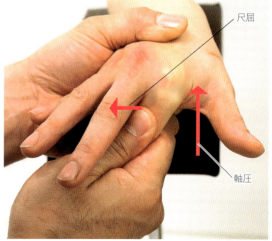

2 MP関節の軸圧・尺屈・回旋または軸圧・橈屈・回旋

● 図5の方法でロッキングがはずれない場合，さらに軸圧・尺屈・回旋または軸圧・橈屈・回旋を加える（図6）。

図6 MP関節の軸圧・尺屈・回旋または軸圧・橈屈・回旋

a 軸圧・尺屈・回旋　　　　　　　　　b 軸圧・橈屈・回旋

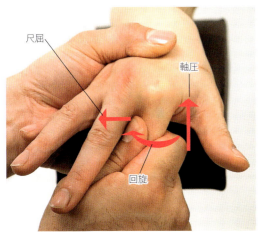
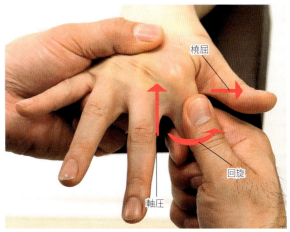

整復法－母指のロッキングフィンガー

● 術者は一方の手で患者の中手骨を，他方の手で基節骨を把持する（図7）。

1 橈側に向けての軸圧

● 過伸展されている患指を橈側に向けて軸圧をかける（図8）。

図7　術者の持ち手　　　　　図8　橈側に向けての軸圧

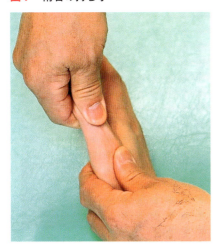
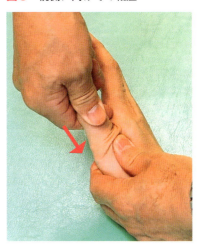

2 基節骨の回旋

●軸圧を緩めず，患指に回旋を加える（**図9**）。

図9 基節骨の回旋

a

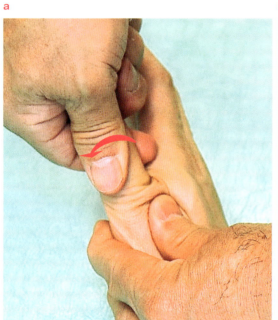

b

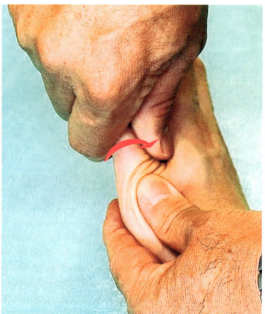

3 患指の屈曲

●回旋時にスナップ音を触知できたら，ゆっくり患指を屈曲する（**図10**）。

図10 患指の屈曲

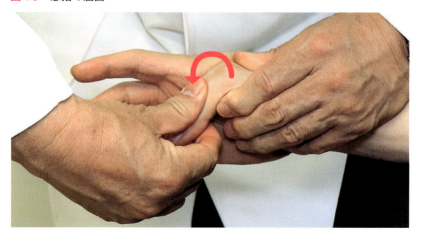

> **Tips**
> ● 術者は中手骨をしっかりと把持する。中手骨の固定が弱いと整復する際の力が伝わらない。
> ● 牽引は禁忌である（ロッキングがより強くなるため）。

補足

● 留意事項（ワンポイントアドバイス）

● 示指～小指ロッキングフィンガーの特徴として，患指はロッキングの肢位からさらに伸展することはできないが疼痛は少ない（脱臼の判別に用いる）。何度も再発する場合は速やかに専門医に依頼する。

● 母指ロッキングフィンガーでは，ばね指，MP関節背側脱臼との鑑別を要する。鑑別ポイントとして次のことが挙げられる。

・ばね指：屈筋腱上に硬結が触知できる。またIP関節の屈曲・伸展が不能であり，他動的に母指を伸展させると疼痛を伴う。

・MP関節背側脱臼：独特なZ字状変形を呈するため，外観上で判別しやすい。

3-4 マレットフィンガー（槌指）

樽本悦郎，二神弘子，西沢正樹

概要

マレットフィンガー（槌指）（図1）は，腱性マレットフィンガー（終止腱断裂）と骨性マレットフィンガー（末節骨基部背側骨折）があり，Ⅰ〜Ⅲ型に分類される（図2）。突き指などの外傷によって発生し，DIP関節が屈曲変形を呈する。Ⅰ型とⅡ型には保存療法が選択されるが，Ⅲ型のように骨片が大きく，DIP関節が亜脱臼してしまうような場合には手術療法が選択される。固定は長期を要し，早期の固定除去はDIP関節の屈曲変形が生じる可能性がある。よって，固定具の圧迫による皮膚の状態に留意し，また簡易的な固定であっても，患者自身の判断で固定具をはずさないようインフォームドコンセントを行うなど，固定後の管理が重要な疾患である。治療の流れを図3に示す。

図1　マレットフィンガー（槌指）

a　外観（Ⅰ型）

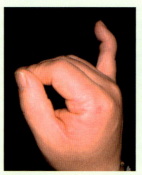

b　単純X線画像（Ⅰ型）

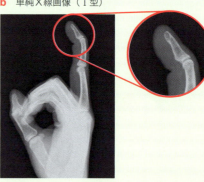

c　外観（Ⅲ型）

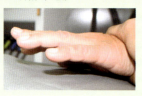

d　単純X線画像（Ⅲ型）

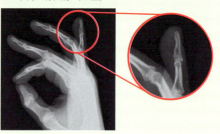

図2　マレットフィンガーの分類

Ⅰ型	Ⅱ型	Ⅲ型
終止腱断裂	裂離骨折	関節内骨折

図3 治療の流れ
a マレットフィンガーⅠ型

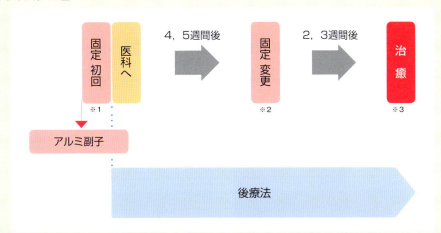

※1 固定肢位はMP関節，PIP関節屈曲位，DIP関節過伸展位。医科で骨折の有無を確認する。骨折があればⅡ型やⅢ型となる。
※2 皮膚の状態を確認しながら再固定や固定の変更を行う。
※3 治癒までの固定は少なくとも6～8週間の固定が必要となる。早すぎる固定の除去はDIP関節の屈曲変形を生じさせてしまうので注意する。

b マレットフィンガーⅡ型

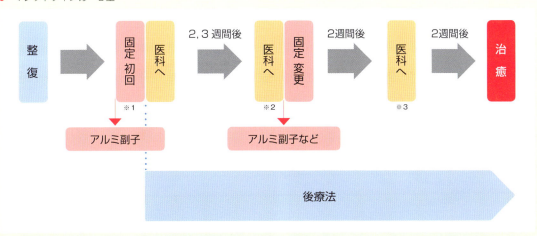

※1 固定肢位はMP関節，PIP関節屈曲位，DIP関節過伸展位。医科で骨折の有無を確認する。骨折がなければⅠ型となる。
※2 医科にて仮骨の出現を確認し，医師の指示のもと簡易的な固定に変更していく。
※3 医師の指示のもと固定を除去し，関節可動域訓練をする。

来所時に確認すべき評価のポイント	●外観上の変形を把握する ●受傷日時を把握する（放置している例が多い）	●DIP関節の自動伸展が可能か否かを確認する ●Ⅱ，Ⅲ型の場合，皮下出血を認める

整復法-マレットフィンガーⅡ型

- 本項目では右示指を想定し，解説する。
- 術者は**図4**のように一方の手は患指の中節骨部，他方の手は基節骨部を把持する。
- 術者の母指で，中節骨背側から末節骨の付着部へ向けて終止腱を遠位にたぐり（**図5**），DIP関節を過伸展させる（**図6**）。

図4 持ち手

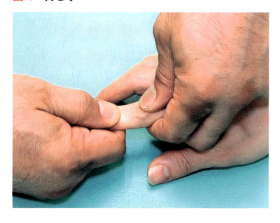

図5 終止腱を遠位にたぐる

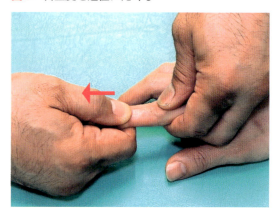

図6 DIP関節の過伸展

母指で終止腱を遠位にたぐりながら，示指でDIP関節を過伸展させる

a 終止腱を遠位にたぐる

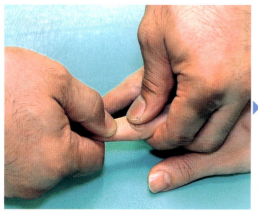

b 過伸展

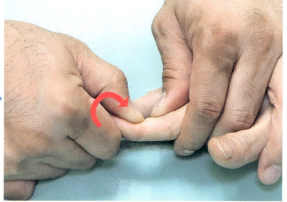

整復法－マレットフィンガーⅢ型

- Ⅲ型は手術療法の適応であるが，患者が保存療法を希望する場合は手術療法の可能性をインフォームドコンセントしたうえで，医師の指導のもと施術を行う。
- Ⅱ型と異なり，術者は患指を屈曲させて**図7**のように患指を把持する。
- 近位側を把持した母指で，終止腱を遠位側にたぐり寄せる。それと同時にDIP関節を伸展する（**図8**）。このときにDIP関節を過伸展させないように留意する。

図7 持ち手

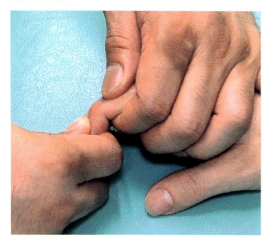

図8 終止腱をたぐり寄せ，DIP伸展

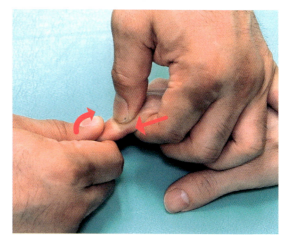

固定法-マレットフィンガーⅠ型

- Ⅰ型では，掌側にアルミ副子を当てPIP関節を約60°屈曲位，DIP関節を過伸展位で固定する。アルミ副子は伸縮テープで固定した後，包帯を施す（**図9**）。

図9 マレットフィンガーⅠ型の固定

a アルミ副子の形成　**b** 橈側より

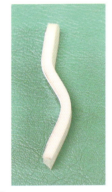
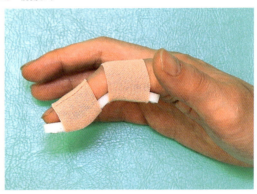

c 橈側斜め下より　　　　　　　　**d** 完成図

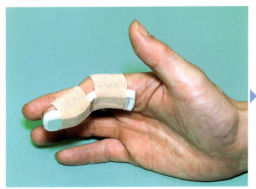
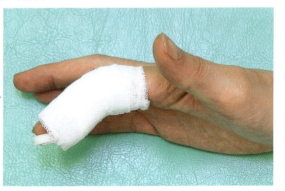

固定法-マレットフィンガーⅡ型

- Ⅱ，Ⅲ型では背側にアルミ副子を当てPIP関節を約60°屈曲位，DIP関節を過伸展位で固定する。

1 アルミ副子の形成

- **図10**のようにアルミ副子を形成する。

2 綿花の挿入

- 皮膚障害を防止するため，PIP・MP関節背側部に綿花を入れる（**図11**）。

図10 アルミ副子の形成

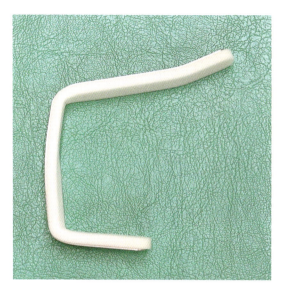

図11 綿花の挿入

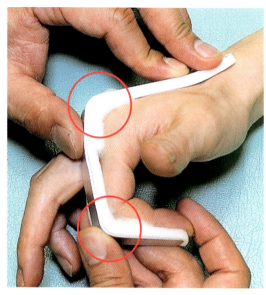

3 伸縮テープによる固定

- アルミ副子を伸縮テープで固定する（**図12**）。

図12 伸縮テープ固定

a 橈側より

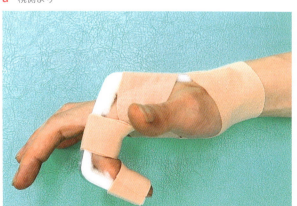

b 掌側より

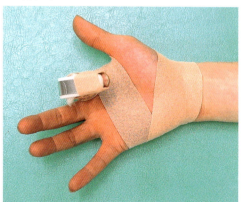

4 包帯の施行

● 最後に包帯を施す（**図13**）。

図13 包帯の施行

a 橈側より

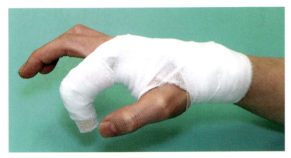

b 掌側より

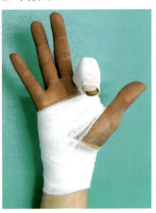

補足

● 留意事項（ワンポイントアドバイス）

● 綿花は脱脂されていないものが推奨される。汗や水分を吸収しにくいため、硬くなりにくい。

固定肢位の意義

● Ⅰ型の固定肢位（PIP関節60°屈曲位，DIP関節過伸展位）は，終止腱が弛緩する。Ⅱ型の固定肢位（PIP関節90°屈曲位，DIP関節過伸展位）は，PIP関節の90°以上屈曲では深指屈筋が弛緩し，DIP関節の屈曲が不能となる。

固定肢位の保持，患者指導

● 固定肢位の保持が重要となり，患者には自身ではずさないよう指導する。

皮膚障害

● 本症は長期にわたる固定のため，特にPIP関節背側の皮膚障害が発生しやすい。対策としては，可能な限り綿花を挿入し，皮膚の保護に努める。1週間に1度は固定を除去して（固定肢位は保ったまま），皮膚の状態を確認する。

固定期間

● Ⅰ型は一般的には6～8週間であるが，屈曲変形が残存することが多くみられるため，10週間程度固定したほうが変形防止になる。

3章

下肢 臨床編

1-1 膝関節内側側副靱帯損傷

鈴木義博，田宮慎二

概要

側副靱帯損傷の多くは，スポーツや転倒事故などで，膝関節に外反力もしくは内反力を受けた際に発生する。一般的に外反が強制された際に内側側副靱帯（MCL：medial collateral ligament）が，内反が強制された際に外側側副靱帯（LCL：lateral collateral ligament）が損傷するとされるが，膝関節の構造と動きの関係からMCLを損傷することが多い。症状は靱帯損傷部の圧痛と膝関節不安定性であり，受傷時に断裂音を感じることもある。他覚所見として，関節の腫脹や痛みによる膝関節の可動域制限がみられる。単独損傷であれば腫脹は軽微であるが，前十字靱帯（ACL：anterior cruciate ligament）損傷を伴う場合は，関節血腫により高度の腫脹をみる。また，MCL損傷では，外反ストレステスト，LCL損傷では内反ストレステストが陽性となり，単純X線を使用したストレス撮影でも同様の結果がみられる。損傷部位を確定するにはMRI検査が必要となる。治療は安静，固定などの保存療法を主体とするが，ACL損傷などを伴っている場合は，手術療法が適用される。治療の流れを図1に示す。

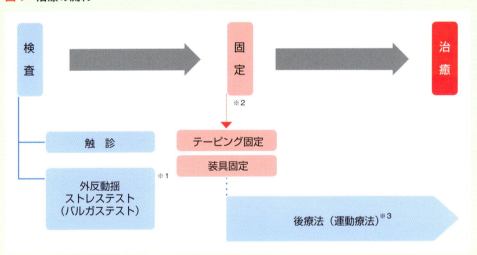

図1 治療の流れ

※1 膝伸展位で不安定な場合はACL損傷を合併している可能性がある。
※2 急性期では膝伸展位で固定し，患者が膝関節への恐怖心がなくなった状況で運動療法を開始する。程度にもよるが固定はできるだけ短期間とし，急性期を過ぎればテーピングやサポーター装具で固定し，できるだけ早期に運動療法を開始する。
※3 患側のみ大腿四頭筋の筋力トレーニング（大腿四頭筋セッティング・クォータースクワット）を積極的に行う。

来所時に確認すべき評価のポイント

- 患者は膝関節軽度屈曲位で来所し，膝関節を伸展させると疼痛を訴えることが多い
- MCL損傷は大腿骨内顆付着部や関節裂隙部に好発し，遠位部に生じることはまれである（図2）
- 膝蓋跳動を認めた場合はⅡ度以上の損傷，関節包の損傷も推察する
- 重症度の高いものではACL損傷などの合併を疑う必要がある

図2　MCL損傷好発部位

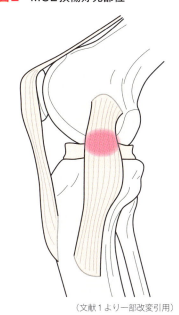

（文献1より一部改変引用）

徒手検査法

1 MCLの触知

●膝関節をやや屈曲した状態で脛骨プラトー部から関節裂隙を後方へ向かって探っていく（**図3**）。

図3 触診①

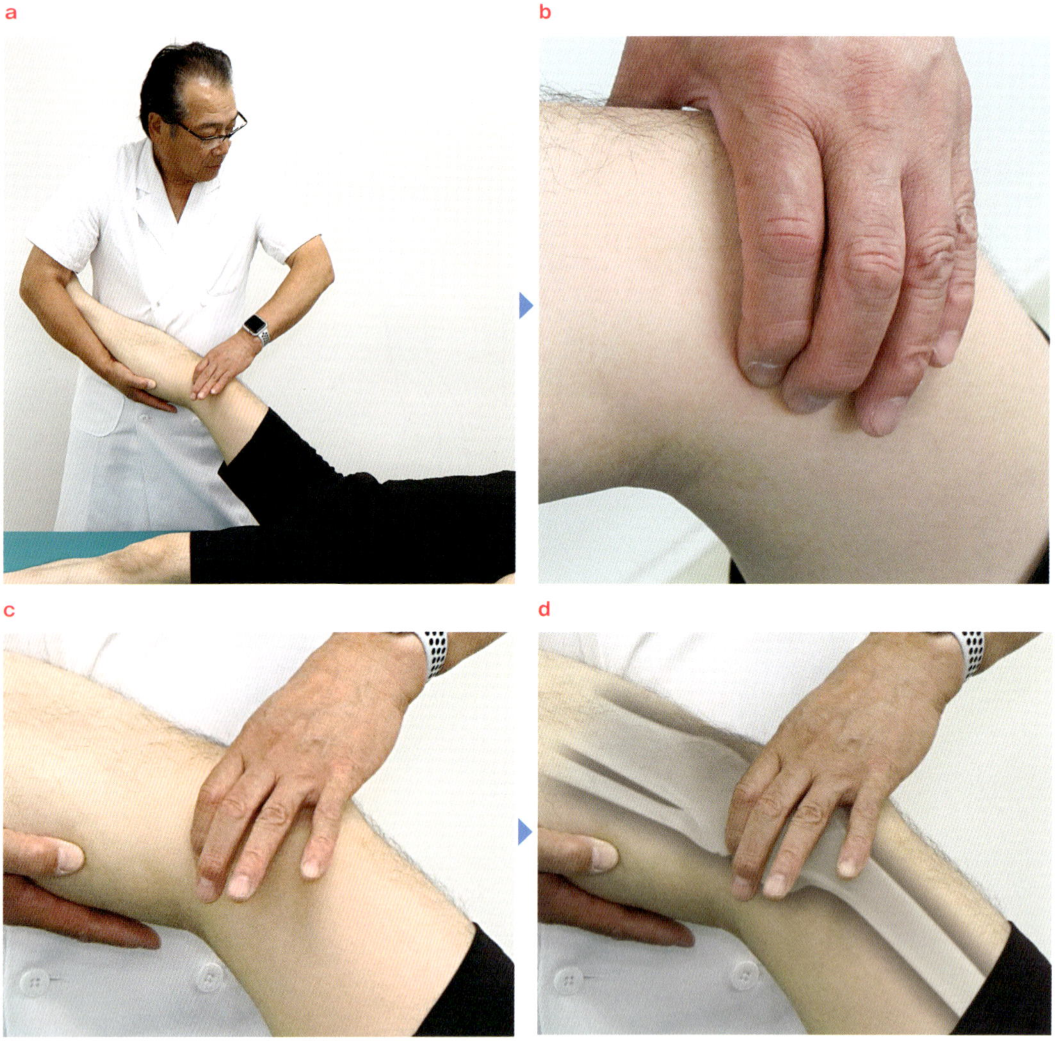

a

b

c

d

> **Tips**
> ● MCLを示指の先端で触知できることが最も重視される。膝関節に外反を加えるとMCLの緊張が触知できる。断裂時はこの緊張が触知できない（**図4**）。

図4 触診②

a 膝関節内反　　　b 膝関節外反

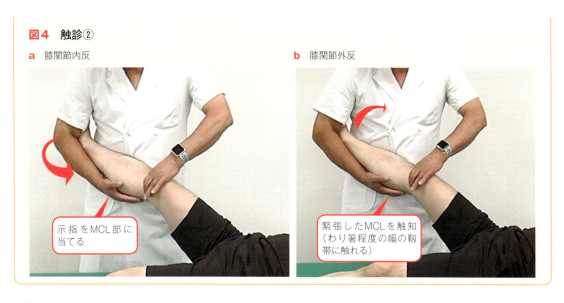

示指をMCL部に当てる

緊張したMCLを触知（わり箸程度の幅の靱帯に触れる）

2 外反動揺ストレステスト

● 術者は片方の手で足関節部を把持し，そのまま腹部につけて安定させる。他方の手で膝関節部を把持し（肘は体幹につける），膝関節部に外反力を加える（**図5**）。動揺性を認めれば陽性となる。
● 多くは膝関節軽度屈曲位で陽性所見を得るが，膝関節伸展位で陽性の場合は重症度が高く，ACL損傷なども危惧する。

図5 外反動揺ストレステスト

a 膝関節伸展位

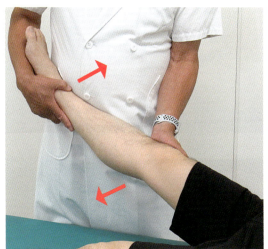

b 膝関節軽度屈曲位

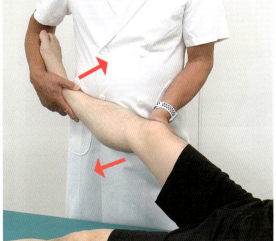

> **Tips**
> ● 靱帯損傷における徒手検査法は，術者は体を患肢と密着させて愛護的に実施する。
> ● 患肢を安定させて検査することは患者に安心感を与える。

固定

- 本症は単独損傷であれば保存療法を行う。急性期では約1週間は膝関節伸展位で固定し、筋力低下を防止するため歩行を許可する。
- 応急処置として伸縮テープで固定を行うが（**図6**）、皮膚のかぶれなどが危惧されるため、早めに固定用装具に移行する（**図7**）。

図6 テーピング固定

a：MCL損傷部
b：大腿中央前面部より断裂部位を通り、下腿遠位後面へ
c：大腿中央内側部より断裂部位を通り、下腿遠位前面へ
d：大腿中央部より断裂部位を通り、下腿遠位へ
e．f：補強テープ、アンカーテープを貼付して終了する
※赤マーカーは損傷部と大腿骨、脛骨を表す

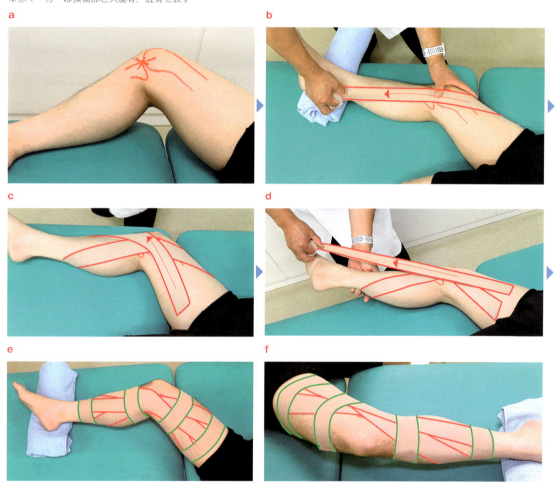

図7　MCL用固定装具

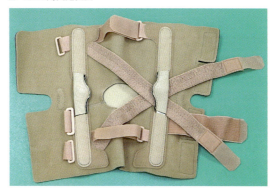

a　MCL用固定装具

b　側方より　　c　前方より

補足

● 留意事項（ワンポイントアドバイス）

- 本症は大腿四頭筋の筋力低下を防ぐため，早期より筋力トレーニングを指示する．ここでは大腿四頭筋セッティングを紹介する（**図8**）．
- 大腿四頭筋を収縮し，膝窩の下に置いたタオルなどを押しつぶすように力を入れる．
- 膝蓋骨も股関節方向に引き上げることを患者に意識させることが重要である．

図8　大腿四頭筋セッティング

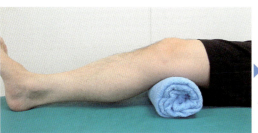
a

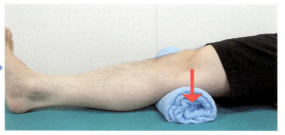
b

1-2 前十字靱帯損傷

鈴木義博，田宮慎二

概要

　前十字靱帯（ACL：anterior cruciate ligament）損傷（図1）はスポーツにおける受傷が多く，サッカーやバスケットボールなどのコンタクトスポーツのほかに，テニスやバレーボールなどの非コンタクトスポーツでさらに多く発生する。主にジャンプからの着地や走行中の急なターンなど，膝関節に過伸展や外転，下腿の外旋などが強制された場合に発生する。受傷時に患者本人が断裂音（ポップ音）を感じる場合があり，その後疼痛と不安定感を訴える。他覚所見として，関節内血腫による急激な膝関節の腫脹，ラックマンテスト（Lachman test）などの徒手検査が陽性となり，MRI撮影により断裂の有無が確認できる。合併症として，内側側副靱帯（MCL：medial collateral ligament）や内側および外側半月板の損傷がある。保存療法では，1，2週間のギプス固定の後，ACL装具を装着し運動療法を開始する。運動療法は主に膝関節の関節可動域（ROM：range of motion）回復や大腿四頭筋，下腿三頭筋などの筋力強化などを目的とし，およそ1カ月頃から疾走可能とする。ただしACLの自己修復能力は低く，完全断裂の場合，保存療法では受傷前の膝の安定性を取り戻すことは困難なため，スポーツ選手や若年者では手術療法が適用されることが多い。

　ACL損傷の見逃しには十分注意が必要であり，柔道整復師への訴訟などのトラブルの原因となり得る。日頃よりラックマンテストなどの徒手的検査に熟達しておくことが最も重要となる。

　また，ACL損傷を放置した場合，脛骨が前方に滑りやすくなり，膝屈伸時に半月板の後節が挟まりやすくなる。

　半月板損傷の合併は数年以内にかなり高率に発症し，特に内側の半月板に多発し，膝の機能不全に移行することが多い。この場合の半月板損傷は内側の縦断裂が多く，進行するとバケツ柄断裂からロッキングを発症する。治療の流れを図2に示す。

図1　ACL損傷

a　正面より 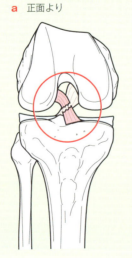　　b　側面より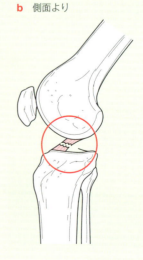

1-2 前十字靱帯損傷

図2 治療の流れ

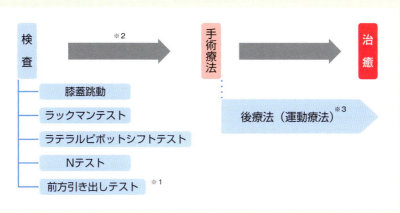

※1 新鮮例では血腫の存在やハムストリングスの緊張を伴うために困難なテストである。
※2 年齢や活動背景によって手術療法を行うか保存療法を行うか選択する。長期的な固定などは行わない。
※3 患側のみ大腿四頭筋、ハムストリングス、腓腹筋の筋力トレーニング（大腿四頭筋セッティング・クォータースクワット）を行う。

| 来所時に確認すべき評価のポイント | ● 患者は歩行時の不安感を訴え、また跛行を認める
● 損傷時に断裂音（ポップ音）を自覚していることが多い
● 本症の多くは早期に関節血腫（約20〜30cc）を伴うため、膝蓋跳動を確認する（図3）。陳旧例では関節血腫が少ない場合がある
● 膝関節屈曲の許容範囲を確認する。多くは最大屈曲が不可能である
● 各徒手検査法に移行する
図3 膝蓋跳動
術者は一方の手で膝蓋上包を遠位側に圧迫する。他方の手の母指で膝蓋骨を圧迫し、跳動の有無を確認する
a 膝蓋上方の圧迫　　**b** 膝蓋骨の圧迫
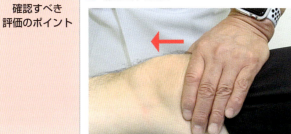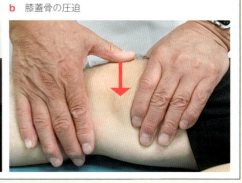 |

治療法の選択

- 患者の背景（年齢，職業など）により選択肢は異なるが，多くは手術療法が推奨される．ACL損傷を放置すると，脛骨が前方に滑りやすくなるため膝屈曲時に半月板が挟まれやすくなり，半月板損傷を高率で合併する．特に内側半月板が損傷されやすく，縦断裂からバケツ柄断裂に移行し，ロッキングを引き起こす場合が多くみられる．

　この項目では徒手検査法を紹介する．

徒手検査法

1 ラックマンテスト

- 患者の膝関節は軽度屈曲位とし，術者は大腿骨と脛骨を指先で愛護的に把持する（**図4a，b**）．
- 大腿骨が動かないよう固定し，下腿骨を前方に引き出し，エンドポイント（コッと止まる感じ）の有無を確認することが重要である（**図4c**）．

図4 ラックマンテスト

a
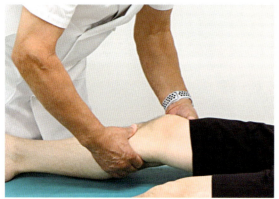

b
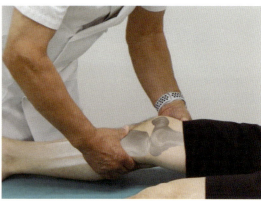

c
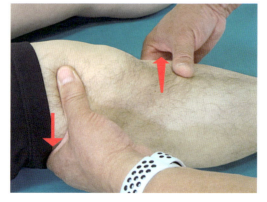

1-2 前十字靱帯損傷

> **Tips**
> - 患者の緊張を解いて実施することが重要である。その際，股関節の力を抜かせるとリラックスしやすい。

2 ラテラルピボットシフトテスト（lateral pivot shift test）

● 患者の足関節部を把持し，術者の腹部に密着させ，他方の手で下腿近位端（腓骨頭周辺）を把持する。膝関節を外反しながら下腿を内旋させると脛骨は前外方へ亜脱臼し，40〜60°屈曲すると「クリッ」とした動きを伴って整復される（図5c）。受傷直後は患者は不安感を訴えるため，愛護的に実施する。

図5 ラテラルピボットシフトテスト

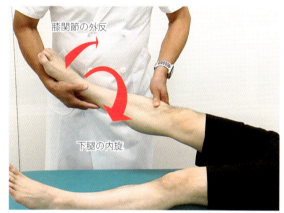
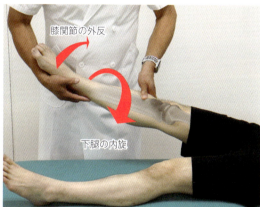
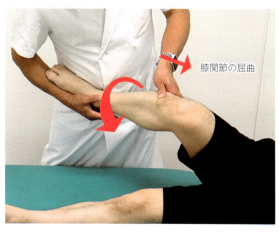
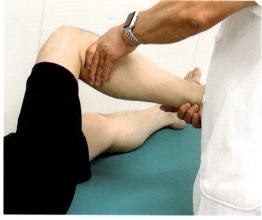

3 Nテスト

- 術者は一方の手で足部を把持し，他方の手で下腿近位部を把持する．下腿を内旋させながら膝関節を伸展させていくと（その際に術者は母指で腓骨頭を前方に圧迫する），脛骨は前外方へ亜脱臼する（**図6**）．

図6 Nテスト

a 下腿の内旋

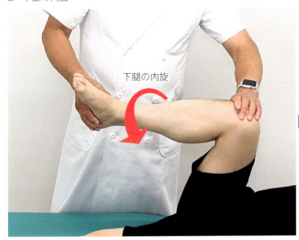

b 膝関節の伸展

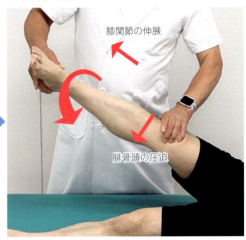

> **Tips**
> - 受傷直後はラテラルピボットシフトテストより，Nテストのほうが患者の恐怖感は少ないように思われる．

4 前方引き出しテスト

- 膝関節約90°屈曲位にて下腿骨を前方に引き出し，動揺性を確認するテストである（**図7**）．しかし，受傷時は膝関節約90°屈曲位ではハムストリングスが容易に抵抗するため，あまり有効なテストではない．

図7 前方引き出しテスト

a

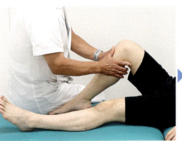

b

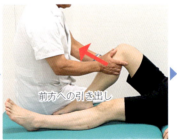

c

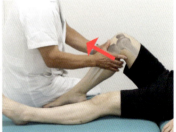

補足

● 留意事項（ワンポイントアドバイス）

- 本症は手術療法が推奨される。保存療法を選択した場合，短期的な安静（固定）は重要だが，長期間の固定は禁忌である。大腿四頭筋，ハムストリングスなどの筋力強化を図り，患肢の機能をできるだけ落さないように努めることが重要である。

手術後の確認

- 靱帯再建後に機能不全が残る場合がある。脛骨の前方への安定性は得られても，前外方への回旋不安定性が残ってしまう。この場合，ラックマンテストは陰性，ラテラルピボットシフトテストは陽性となる。

※後十字靱帯損傷

- 後十字靱帯（PCL：posterior cruciate ligament）損傷は，転倒して膝前面（脛骨粗面部）を地面に衝いたときなどに発生することが多く，大腿骨に対し脛骨が後方に押し込まれることにより発生する。受傷後，膝関節を他動的に屈曲すると痛みは増強するが，ACL損傷に比べ，血腫は少なく膝の腫脹も小さい。後方引き出しテストやサギングサインなどの徒手検査で陽性となるが，関節の安定性が保たれていることが多く，治療は主に保存療法が選択される。膝関節伸展位で約3週間のギプス固定を行い，その後PCL装具を装着し，積極的に運動療法を行う。
- PCL損傷では，癒合不全が残った場合でも脛骨が後方に滑り，膝屈伸時に半月板の後節が挟まりにくい状態になるため，半月板損傷の合併がACL損傷に比べて少ない。

※PCL損傷の徒手検査法

- PCLが断裂した場合，脛骨は後方に偏位する。そのため膝関節の屈曲で疼痛を誘発する。徒手検査法として，術者の両母指を膝蓋骨の下縁に当てて支点として，ほかの指（示指〜環指）で脛骨後方移動を防止すると，膝関節の屈曲が可能となる（陽性）。陽性所見が得られればPCL断裂が示唆される（図8）。

図8　PCL損傷に対する徒手検査法

a
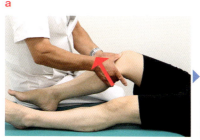

b
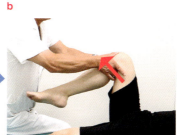

c 両母指を支点として下腿を前方に引いている
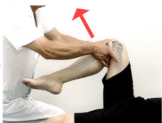

1-3 半月板損傷

鈴木義博, 田宮慎二

概要

半月板は，膝関節屈曲位で体重がかかり，下腿に回旋を強制された際に受傷することが多く，半月板（軟骨）はさまざまな断裂形態を呈する。内側半月板は内側側副靱帯（MCL：medial collateral ligament）と結合しているため，MCL損傷に合併して損傷することが多く，外側半月板は先天的な円板状半月板が原因となり，断裂することが多い。半月板損傷の初期症状は，膝関節屈伸時痛とクリック音や引っかかり感であり，症状が進むと正座などの深屈曲やしゃがみ込み動作が，痛みにより不能となる。さらに長期化すると関節水腫や，これに伴う大腿四頭筋の萎縮などが加わり，症状が複雑となる。これは前十字靱帯（ACL：anterior cruciate ligament）損傷の放置例に多くみられる。また，バケツ柄状断裂は膝関節の嵌頓症状（ロッキング）を引き起こし，一時的に膝関節完全伸展が不能となる。他覚所見としてマックマレーテスト（McMurray test）やアプレー圧迫テストなどの徒手検査法があるが，検出率が低く，損傷部位を確定するにはMRIなどの画像診断が必要となる。

治療はまず安静，固定などの保存療法が選択されるが，半月板の修復力はきわめて低く，ロッキングなどの症状が繰り返される場合は，手術療法が選択される。手術方法としては関節鏡を使用した縫合術や，逸脱半月板の整復を目的としたセントラリゼーション法，断裂部の部分切除術などが一般的であり，術後のリハビリテーションなどを行うことにより，一般生活やスポーツ復帰を目指すことが可能となる。治療の流れを図1に示す。

本症は急性での外傷性単独損傷は比較的少なく，MCL損傷またはACL損傷での合併として生じることが多い。一方で，退行性変性および反復されたストレスによって損傷する半月板損傷はよくみられる。前者の半月板損傷は手術療法が推奨されるため，本項目では，後者の半月板損傷について紹介する。

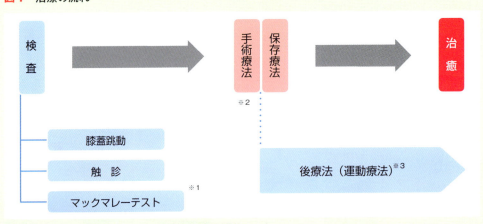

図1 治療の流れ

※1 診断率が60％以下のため，すべての要素を総合的に判断していく。
※2 年齢や活動背景を考慮し，場合によっては手術療法を勧める。
※3 患側の大腿四頭筋，ハムストリングス，腓腹筋の筋力トレーニング（大腿四頭筋セッティング・患側のクォータースクワット）が重要である。

1-3 半月板損傷

|来所時に確認すべき評価のポイント|●患者からは「膝が痛い」「歩くと痛い」「しゃがむと痛い」「しゃがめない」などの主訴を認める
●膝関節の可動域制限を認める
●滑膜炎が発症すると，関節水腫による膝蓋跳動が陽性となる（「前十字靱帯損傷」p.143，**図3**の項参照）
●長期間疼痛が続くことにより大腿四頭筋の筋力低下，特に内側広筋の筋力低下を認める．大腿部の周径を健側と比較すること，また筋収縮を直接触知することやMMTも重要である（**図2**）
図2 筋収縮の触知
a 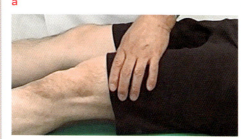 b 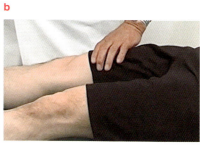|

徒手検査法

1 触診

- 半月板損傷は中節から後節にかけて好発するが，特に後節に多い。MCLよりも後側の関節裂隙の圧痛を確認する（**図3**）。
- 関節裂隙は膝関節90°屈曲位にて脛骨プラトーを辿って触知する（**図4**）。

図3 触診

a　MCLと関節裂隙

b　関節裂隙の圧痛の確認

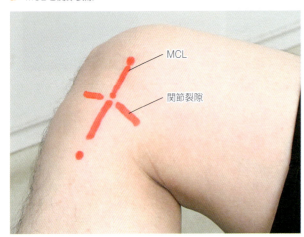
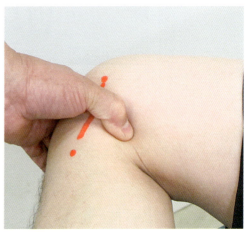

図4 脛骨プラトーで関節裂隙を確認する様子

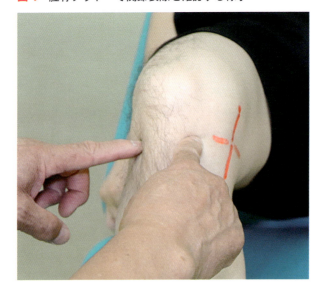

2 マックマレーテスト

- 術者は**図5a, b**のように患肢を把持する。
- 関節裂隙部に示指の指腹（内側）と母指の指腹を当てて把持し，下腿を内旋または外旋した状態で膝関節の屈曲・伸展をさせる。
- 疼痛・引っかかりなどを触知すれば陽性（下腿内旋で疼痛・引っかかりなどを触知した場合は外側半月板損傷，外旋なら内側半月板損傷）とされているが，はっきりしたクリックを触知しないこともある。

図5 マックマレーテスト

a 外側半月板のテスト（尾方より）

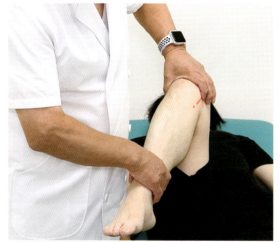

b 外側半月板のテスト（側方より）

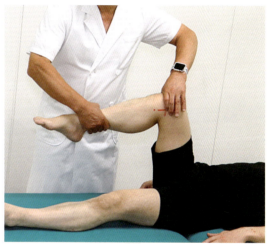

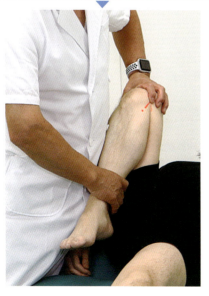

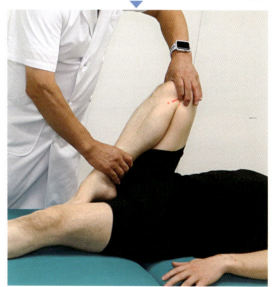

c 内側半月板のテスト（尾方より）

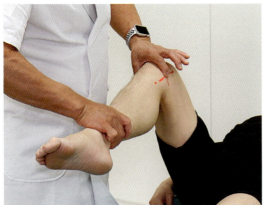

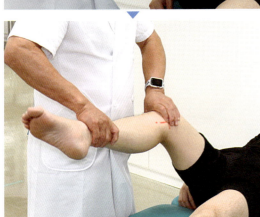

d 内側半月板のテスト（側方より）

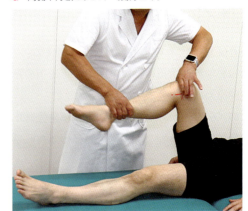

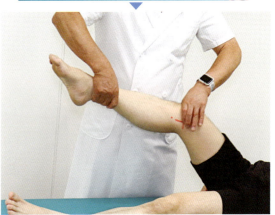

> **Tips**
> - 本法は下腿を外旋し，内反強制で膝伸展でのクリック・痛みを（内側半月板），下腿を内旋し，外反強制で膝伸展（外側半月板）でのクリック・痛みをみる手法が定説である．しかし最も重要なのは下腿を外・内旋した状態での屈伸における関節裂隙での異常感覚や疼痛の出方を，術者の指腹を中心に感じ取ることである．
> - 半月板を損傷している患者に，本法の基本動作である膝関節の最大屈曲は，困難であることが多いのがこのテストの問題点である（診断率は約60％以下）．
> - 半月板は後節の損傷が多いため，膝関節最大屈曲からの伸展動作で検査することが重要である．

運動療法

- 本症の治療の重きは安静ではなく，膝関節の安定性の獲得となる．関節可動域（ROM：range of motion）の改善，大腿四頭筋の筋力強化が重要である（**図6**）．

図6 大腿四頭筋の筋力低下による悪循環と運動療法

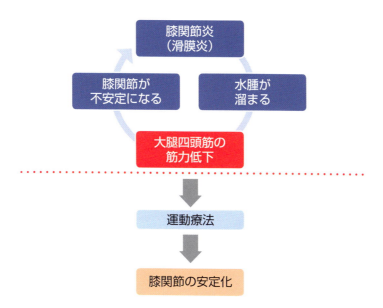

1 大腿四頭筋セッティング

- 膝窩の下に置いたタオルなどを押しつぶすように力を入れて，大腿四頭筋の筋力強化を図る（「内側側副靱帯損傷」p.141参照）．

2 片脚起立・片脚でのクォータースクワット

● 目安として朝・昼・晩に約10回ずつ実施するよう指導する。回数の増加より，朝・昼・晩以外にも思い出したときに10回以下でも実施するのが好ましい（図7）。

図7　クォータースクワット

半月板損傷のある患者は，いきなりフルスクワットをすることは困難な場合が多く，また膝蓋大腿関節に加わる負荷が大きくなり，結果，症状の悪化をきたす。このため，クォータースクワットでの訓練が重要となる。

a

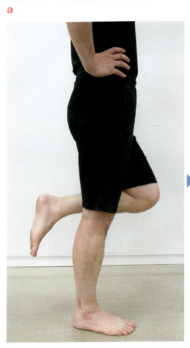

b

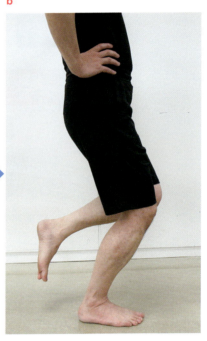

Tips

● 筋力トレーニングとして「泳ぐ」「歩く」「走る」「自転車をこぐ」などが挙げられるが，両側を使ったトレーニングは代償作用により健側肢が強化されるため，あまり効果が得られないことが多い。
● 選択的に患側を強化することが最も重要であり，片側肢のクォータースクワットを勧める。しかし，クォータースクワットでも疼痛が増強する場合があるため，十分な大腿四頭筋セッティングを行ったうえでの移行がポイントとなる。
● 患側のみの起立位保持訓練も患肢の安定化に重要である。

3 患者指導

● 前述の運動療法に加えて，入浴時の湯船での正座訓練を指導する。これはROMの改善が目的である。

補足

● 留意事項（ワンポイントアドバイス）

ロッキング

- 膝関節の荷重面は脛骨の後方であり，半月板は荷重面を広げるために存在する（図8）。断裂した半月板（縦断裂）が荷重面を超えて引っかかることをロッキングという（図9）。

図8 半月板

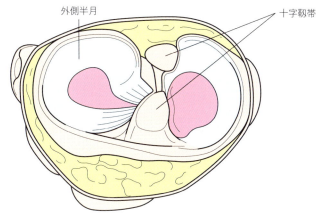

（文献1より一部改変引用）

図9 ロッキング

半月板の自由縁が内顆の荷重面を，膝中心側に乗り越え，ロッキングした状態

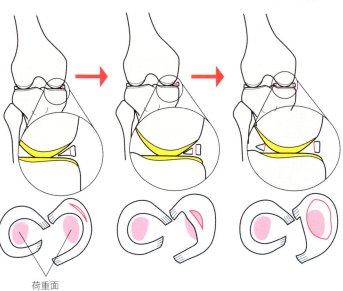

2-1 下腿三頭筋肉ばなれ

市毛雅之，佐藤裕二，細野　昇

概要

下腿三頭筋肉ばなれは，スポーツなどで腓腹筋の収縮を行う際に生じることが多い。中高年に多く，バスケットボール，バレーボールのようなジャンプをする競技や，急に踏み込む動作があるテニスなどさまざまなスポーツ実施の際に発生することがあり，腓腹筋内側頭の筋腱移行部に多くみられる。腓腹筋は二関節筋であり，筋に遠心性収縮が作用したときに生じやすいとされる。損傷筋の収縮や伸張により疼痛がみられる。また，触診により損傷部位はある程度同定可能であるが，超音波画像観察装置（エコー）による観察も行われる。第Ⅰ度損傷では，下腿の違和感や，つっぱり感程度にしか感じない人もいるので，入念に判断する。

腓腹筋の肉ばなれは，内側頭の上・中1/3境界部，中・下1/3境界部に好発する（図1）。損傷程度は以下のように分類されている。

- 第Ⅰ度：筋線維の微細な損傷で，運動時に違和感や不快感を感じることがある。
- 第Ⅱ度：部分的な断裂で，軽度の筋力低下，圧痛や腫脹がみられる。
- 第Ⅲ度：筋が完全に断裂している状態で，圧痛はもちろん局所の陥凹を触知する。

近年MRIで損傷程度が判定されるようになってきている。治療法には保存療法と手術療法があり，再発の予防が重要な対策となる。治療の流れを図2に示す。

図1 腓腹筋肉ばなれの好発部位（×印）

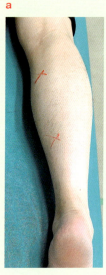
a

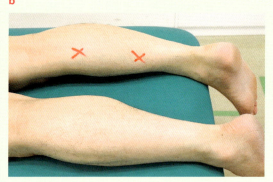
b

2-1 下腿三頭筋肉ばなれ

図2 治療の流れ

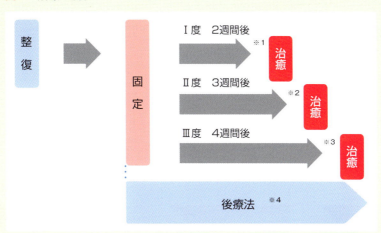

※1 伸縮テープを用いて足関節自然下垂位で固定する。1, 2日安静にし, 徐々に足関節を背屈していく。
※2 伸縮テープで固定し, さらに足関節を固定する。
※3 固定はⅡ度と同様。場合によっては手術療法も考える。
※4 患側（片側）のみでつま先立ちができるようになったら治癒となる。

| 来所時に確認すべき評価のポイント | ●受傷機転を明確に聴取する
→直達外力：打撲など, 直接外力が加わった部位が損傷箇所として疑われる
→介達外力：図1のように, 上・中1/3境界部, 中・下1/3境界部などが損傷箇所として疑われる
●触診にて陥凹の有無を確認する（図3） | **図3** 触診
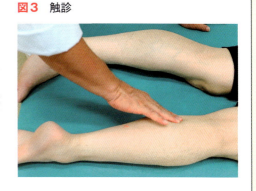 |

治療法

1 血腫の軽減

- 受傷早期においてはジェルなどを用いて患部周辺部を扱く。筋と筋の間に入り込んだ血腫を散らすようにイメージするとよい（**図4**）。病態の程度で異なるが，約6，7往復実施する。
- 約5分間アイシングを行う（**図5**）。
- 上記を3，4回繰り返す。

図4 患部を扱く

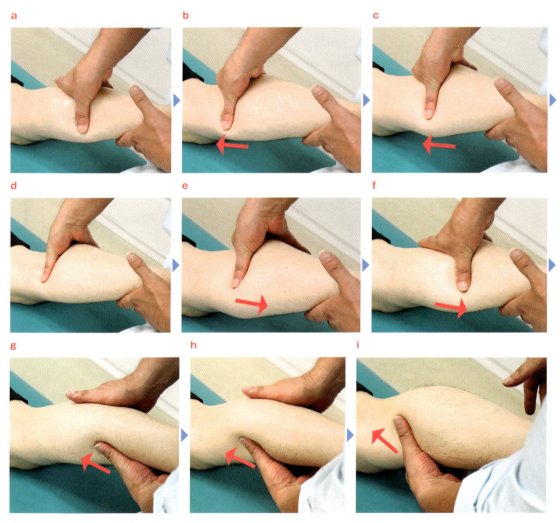

図5 アイシング

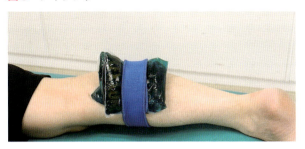

> **Tips**
> ● 患部の扱きとアイシングを3，4回繰り返した後，ゆっくり足関節を背屈位とし，疼痛の有無を確認する．

2 固定

Ⅰ度損傷

- 足関節の背屈が可能な場合，足関節は含めずに固定する．
- 伸縮テープを**図6a**のように貼付する．
- 損傷部に綿花を当てて包帯で固定する（**図7**）．

Ⅱ度損傷

- 足関節を含めて固定する．
- 伸縮テープを**図6b**のように貼付する．
- 損傷部に綿花を当てて，包帯で足関節を含めて固定する（**図8**）．

図6 伸縮テープの貼付

a　Ⅰ度損傷

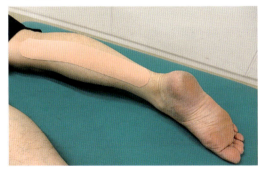

b　Ⅱ度損傷

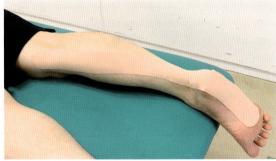

図7 包帯固定（Ⅰ度損傷）

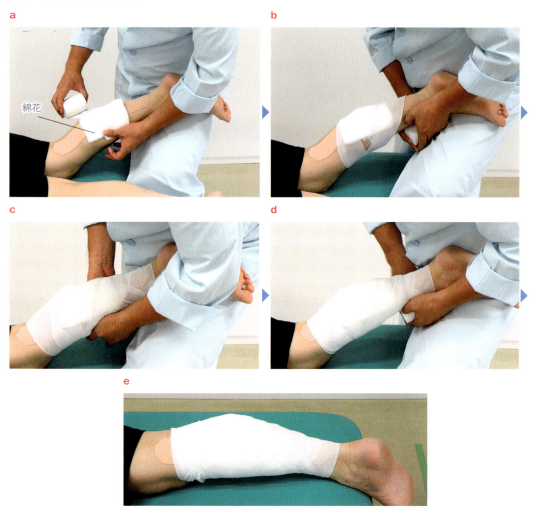

図8 包帯固定（Ⅱ度損傷）

aはⅠ度損傷の仕上がり（**図7e**）と同じ。さらに足関節を固定する

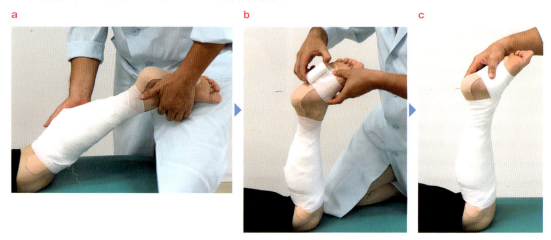

> **Tips**
> ● 損傷部（綿花を当てた箇所）は，圧迫力をかけて包帯を巻く。

Ⅲ度損傷

● 伸縮テープをⅡ度損傷と同様に貼付する（**図6b**）。
● Ⅱ度損傷と同様に損傷部に綿花を当て，包帯で足関節を含めて固定する（**図8**）。その際に足底部にパッドを置いて，ギプス用補助踵を固定する（**図9，10**）。

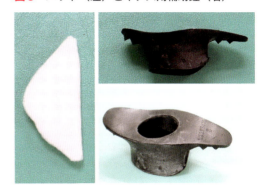

図9　パッド（左）とギプス用補助踵（右）

図10　包帯固定

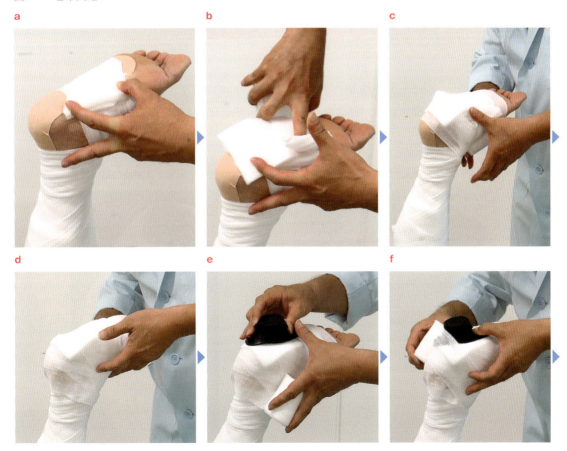

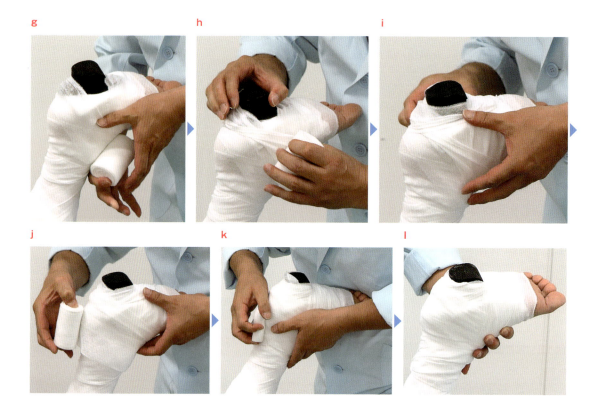

Tips

- ギプス用補助踵は凹部を安定させるため，図11のように綿花を入れておく。
- ギプス用補助踵はやや内旋位で固定する。これは下肢外旋位で歩行させ，腓腹筋をあまり収縮させないようにするためである（図12）。

図11　綿花の挿入

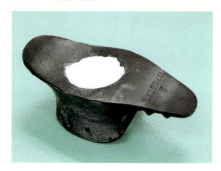

図12　ギプス用補助踵の位置

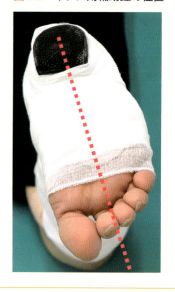

補足

●留意事項（ワンポイントアドバイス）

歩行指導

- ギプス用補助踵によって患側は外旋している（**図13a**）。
- 患側から歩く（**図13b**）。
- 健側の足は患側の足を追い越さないように指導する（**図13c**）。

図13 歩行指導

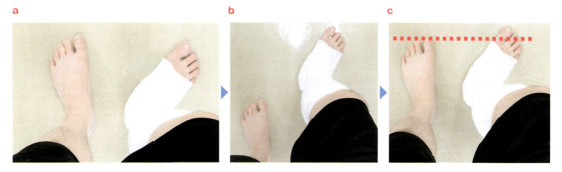

保存療法・手術療法の選択

- 本症は患者の生活背景によっても異なるが，Ⅰ・Ⅱ度の場合は保存療法を，Ⅲ度損傷の場合は手術療法も視野に入れる。

2-2 アキレス腱断裂

市毛雅之，佐藤裕二，細野　昇

概要

アキレス腱断裂（図1）は中高年に発生することが多く，患者から「後ろから誰かに足首を蹴られたような感じ」「ボールが当たったような感じ」がしたと訴えることが多い。症状としては，まれに歩行可能な場合もあるが，走ったり，つま先立ちのような動作は困難となる。また，触診ではアキレス腱断裂部に陥凹が認められることがある（腓腹筋の肉ばなれとの鑑別も必要である）。

アキレス腱断裂の治療においては，手術療法と保存療法があるが，どちらを選択するかは患者の生活様式やスポーツ歴などを聴取し，十分に患者に理解を得たうえで決定する必要がある。治療の流れを図2に示す。

図1　アキレス腱断裂

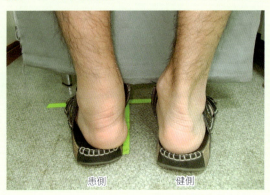

図2　治療の流れ

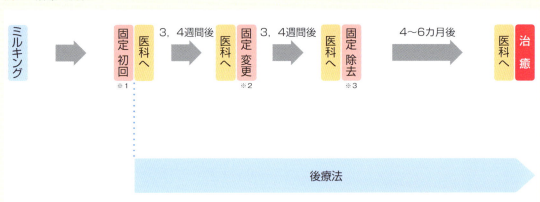

※1　固定肢位は足関節底屈位である。
※2　医師の指示のもと足関節を徐々に背屈し，足関節0°に近付ける。
※3　腫脹がひいてきているためギプスの巻き直しを行う。場合によっては機能的な固定に変更する。
※4　立位で患側（片側）のみでつま先立ちができるようになったら治癒となる。

来所時に確認すべき評価のポイント	●患者の生活背景を考慮し，保存療法・手術療法それぞれのメリット・デメリットを説明したうえで治療方針を決定する

固定具の形成

- 患者を腹臥位とし，枕などを用いて足関節底屈位を保持する（図3）。

図3　足関節底屈位の保持

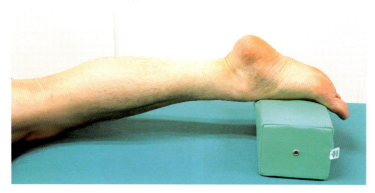

- あらかじめ，患部に合わせた固定具を形成する．本項目では，熱可塑性キャスト材を用いた固定法を紹介する（図4）。
- まずギプス用包帯で患部を保護する（図5）。

図4　熱可塑性キャスト材をガーゼで包んだもの

a

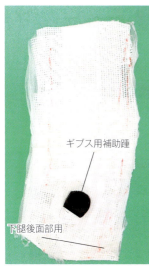

ギプス用補助踵

下腿後面部用

b

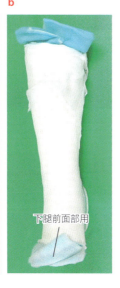

下腿前面部用

図5　ギプス用包帯での患部の保護

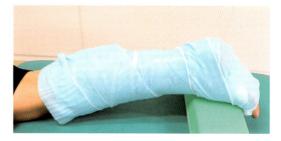

- 下腿後面部の熱可塑性キャスト材（**図4a**）を患部に当てた後（**図6**），弾性包帯で硬化するまで固定する（**図7**）。
- 下腿前面部に熱可塑性キャスト材（**図4b**）を装着した様子を**図8**に示す。

図6　下腿後面部の熱可塑性キャスト材の形成

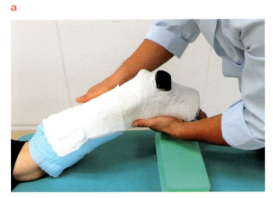
a

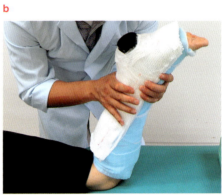
b

図7　熱可塑性キャスト材の形成

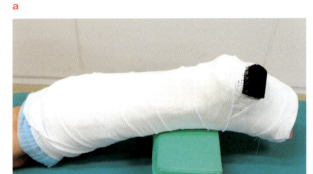
a

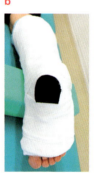
b

図8　下腿前面部の熱可塑性キャスト材

a　側方より

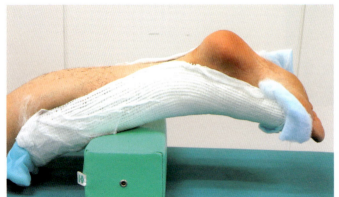

b　後方より

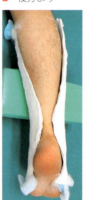

c　前方より

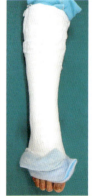

治療法

1 ミルキング

- まずジェルなどの潤滑剤を塗布して皮膚の滑りをよくする。
- 術者は片方の手を下腿近位から，他方の手はアキレス腱部を把持し，アキレス腱断端部が寄ってくるように扱く（図9，10）。
- 2，3回繰り返し，固定に移行する。

図9　ミルキングのイメージ図
アキレス腱の断端部が近付くように指で扱く

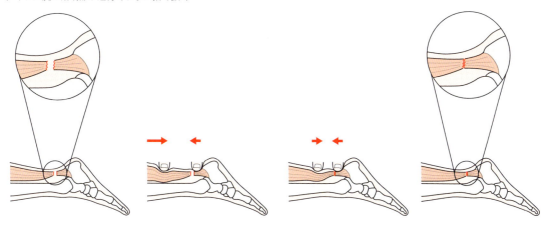

図10　ミルキング

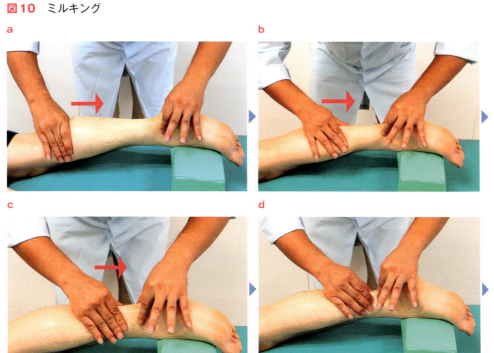

e

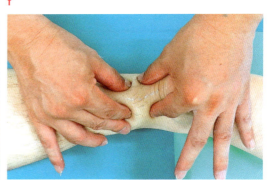
f

> **Tips**
> - ミルキングは2，3回繰り返し，断端が近付く（陥凹の消失を認める）ことを目安に施行する。
> - 触診の際の陥凹の確認は足関節自然下垂位が最もわかりやすい。最大底屈位だとしわが寄ってわかりにくくなる。

固定法

1 伸縮テープによる固定

● 図11，12のように2種類の伸縮テープを貼付し，患部を固定する。

図11　伸縮テープによる固定
a, b：伸縮テープに図のように切れ込みを入れ，アキレス腱断裂部末梢部から中枢部に向けて貼付する
c, d：下腿後面上部より，2つに切った伸縮テープを中枢部から末梢部へ軽く牽引しながら，足底中央まで貼付する。その際に，皮膚損傷を防ぐため，貼り始めと終わりにはテープの牽引は行わない

a
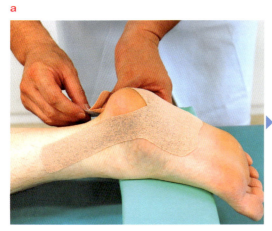

b
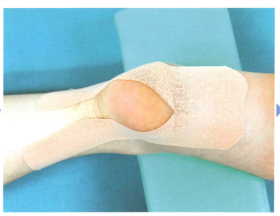

2-2 アキレス腱断裂

c 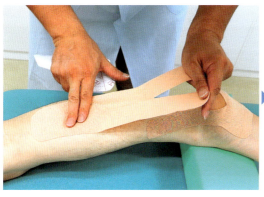 d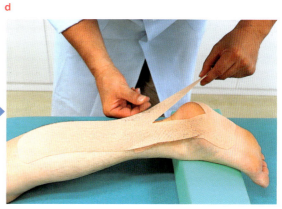

図12 伸縮テープによる固定の完成図

a 側方より 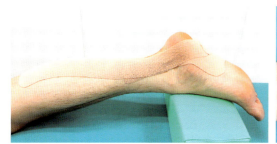　　b 上方より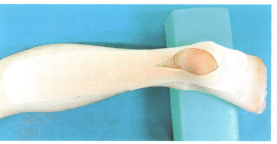

2 弾性包帯による下巻きおよびパッドの固定

● アキレス腱の両側に綿花を当て（**図13**），弾性包帯で固定する（**図14**）。足底部にはパッドを挿入し，包帯で固定する。

※下巻き：ギプスが直接皮膚に触れることを防ぐため，また，軽く圧迫を加えることで出血を抑えるために施す。

図13 綿花の挿入

a 側方より 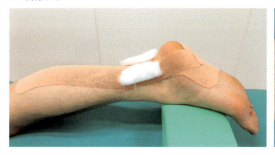　　b 上方より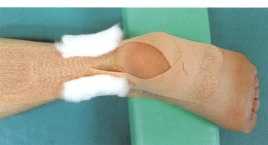

図14 弾性包帯による固定とパッドの挿入

a

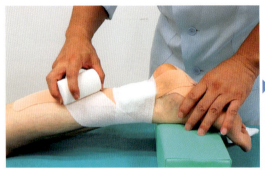

b

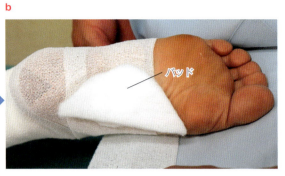

パッド

c

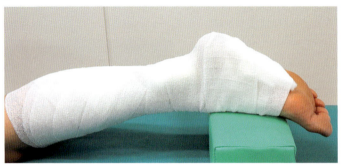

Tips
- アキレス腱は癒合すると，徐々に横に太くなっていく傾向がある。綿花の挿入はこれを防ぐことが目的である。

3 熱可塑性キャスト材による固定

● 先に作成しておいた熱可塑性キャスト材を装着し，包帯で固定する（**図15**，**16**）。

図15 熱可塑性キャスト材の固定

a

下腿前面部の熱可塑性キャスト材

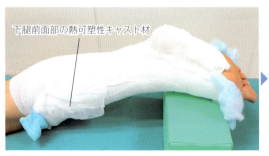

b

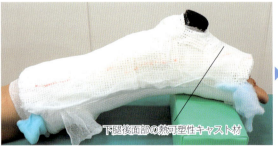

下腿後面部の熱可塑性キャスト材

2-2 アキレス腱断裂

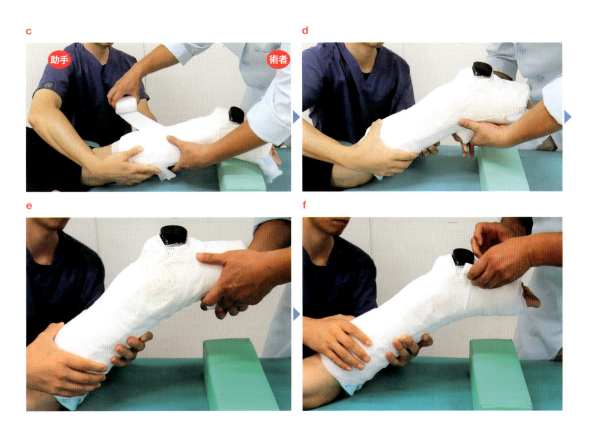

図16 熱可塑性キャスト材による固定の完成図

a 側方より

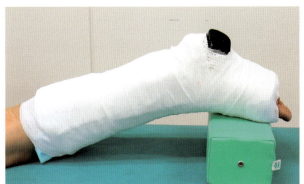

b 上方より

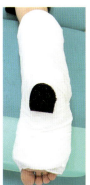

c 前方より

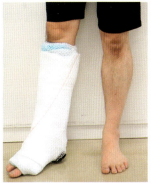

> **Tips**
> - ギプス用補助踵は「下腿三頭筋肉ばなれ」（p.162）同様に，下肢外旋位で歩行させた際に正面を向くよう，やや内旋位で固定する．それにより，歩行の際に腓腹筋があまり収縮しないようにする．
> - 足趾部（図17 ◯部）には固定具が当たりやすいため，綿花などで保護する．
> - 患者が不安を感じる場合は，膝関節部に包帯固定を追加する（図18）．

図17 足趾部の保護

a

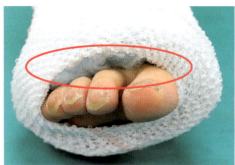

b

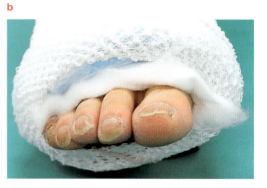

図18 膝関節部の包帯固定

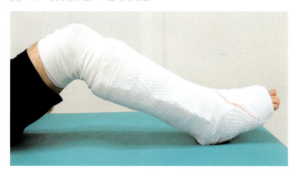

● **図18**の固定を3，4週間実施し，その後足関節底背屈0°の肢位近付けて固定する（**図19**，**20**）。

図19 受傷3，4週間後の簡易固定

a
固定具が皮膚に直接触れないため，また，下腿の腫れを抑えるため，伸縮包帯を巻く

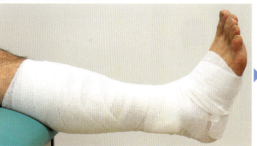

b
固定具前面下部が，歩行時に皮膚に当たるため，保護として綿花などを挿入する

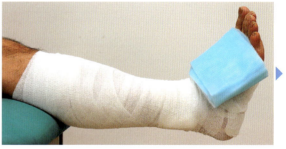

c
下腿前面に固定具を装着する

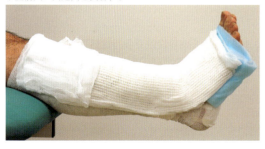

d
cを後面から見た様子

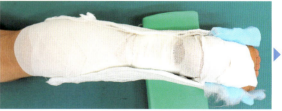

2-2 アキレス腱断裂

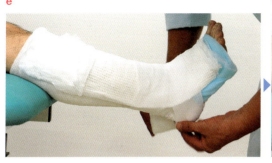
e

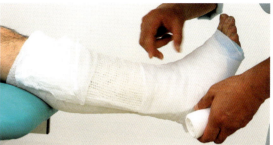
f

図20 簡易固定の完成図

a 側方より

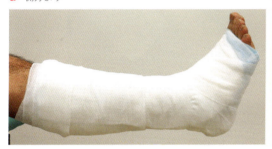

b 上方より

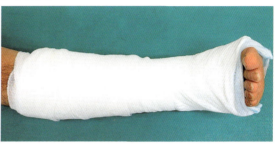

補足

● 留意事項（ワンポイントアドバイス）

トンプソンテスト（Thompson test）

- 元来，アキレス腱断裂の有無を調べる徒手検査法だが，治癒過程が良好か否かを調べるためにも実施することができる（**図21**）。順調であれば3,4週間で陰性所見が出現する。施行は愛護的に行う。

図21 トンプソンテスト

下腿後面中央部を把持し，足関節が底屈するか否かをみるテストである
  底屈する：陰性（アキレス腱の連続性あり）
  底屈しない：陽性（アキレス腱の連続性なし）

図21では，治癒経過をみるために実施している．陰性所見が得られれば経過は順調であることが示唆されるが，治癒過程の途上のため明確に足関節の底屈を調べることは困難である．アキレス腱を軽く牽引した際にアキレス腱の末梢部に動きを認めるか（↔）を確認する

a
トンプソンテストは一般的には膝関節屈曲90°で行う

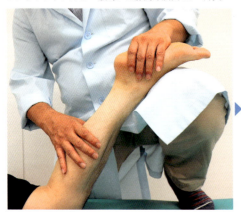

b

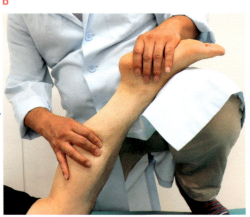

c

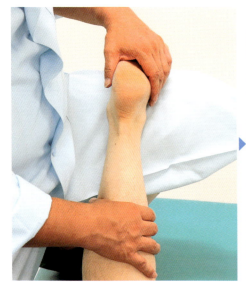

d

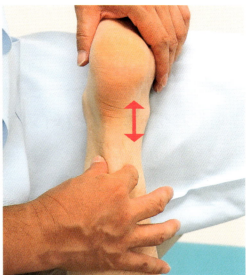

かぶれの防止

● 「かぶれ」などを防止するため，伸縮テープは来所のたびにはがして清拭する．テープの貼り直しの際は，足関節が背屈しないよう底屈位を保持しておく．

患者指導

● 転倒による再断裂が最も懸念されるため，歩行に留意するよう指導する．

MEMO

2-3 足関節捻挫（足関節外側靱帯損傷）

樽本修和，原口力也

概要

足関節捻挫（**図1**）は，最も遭遇する機会の多い外傷の1つであり，アメリカでは年間1,000人あたり2.15人が罹患し，その約半数がスポーツ活動中に発症している[1]。また，その多くが内がえし強制による足関節外側靱帯損傷である[2]。足関節外側靱帯は，前距腓靱帯，踵腓靱帯，後距腓靱帯で構成され，そのなかでも前距腓靱帯損傷が臨床現場では多くみられる[3]。

この損傷は，受傷率・再発率の高い損傷であり，初回損傷時の適切な評価と処置は，早期回復やスポーツ復帰だけではなく，中長期的な回復と予防の観点からも重要である。治療の流れを**図2**に示す。

この項目では前距腓靱帯Ⅰ，Ⅱ度損傷を想定して治療を紹介する。

図1 足関節捻挫（足関節外側靱帯損傷）

a　外観①
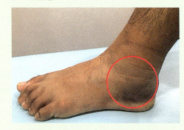

b　外観②
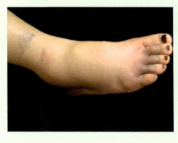

c　単純X線画像
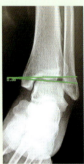

図2 治療の流れ
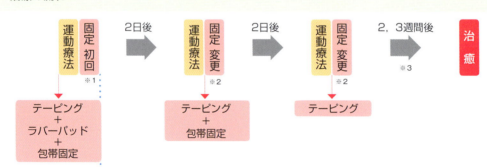

※1　固定肢位は足関節0°とする。
※2　患者の疼痛を確認し，疼痛のある動きのみをテーピングで制限していく。
※3　来所を促し，その都度疼痛の確認とともに固定を変化させていく。

来所時に確認すべき評価のポイント	●患肢に荷重（歩行）が可能かを確認する ●患部の限局性圧痛を確認する ●受傷からの経過時間，腫脹の場所と程度を確認する ・腫脹の程度で重症度を判断してはならない。腫脹は経時的にまた，受傷後の肢位により変化するため，いつ受傷したかを明確にする必要がある。従って，触診，徒手検査法での評価が重視される。 【例】朝受傷し，腫脹と疼痛が強くなり夕方に来所，など

検査法

1 視診・触診

● まず前脛腓靱帯，前距腓靱帯，踵腓靱帯，後距腓靱帯の腫脹・圧痛の有無を調べる（**図3**）。

図3 腫脹・圧痛の有無

a

図の赤線：腓骨遠位端部，青線①：前脛腓靱帯，青線②：前距腓靱帯，青線③：踵腓靱帯，青線④：後距腓靱帯

b

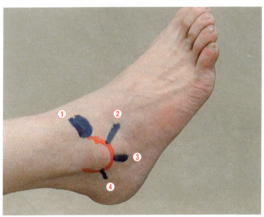
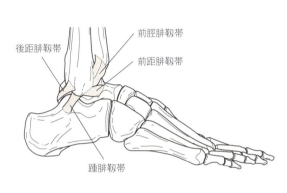

2 徒手検査法

前方引き出しテスト

● 一方の手で下腿遠位端部を把持し，他方の手で踵を把持する。ただ前方に引き出すのではなく，距骨に内旋をかけるよう引き出すと関節の動揺性がわかりやすい（**図4**）。

図4 前方引き出しテスト

a

b

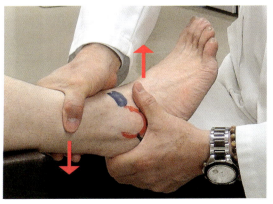
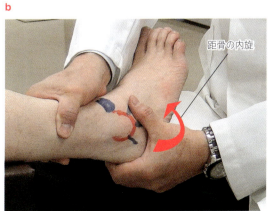

内反ストレステスト

- 術者は**図5a**のように患肢を把持し，足関節内反し，動揺性をみる（**図5b**）。足関節の肢位は，靱帯が最も緊張する足関節0°で実施し，必ず健側と比較する。健側と比較し，動揺性を認めれば陽性である。

図5 内反ストレステスト

a

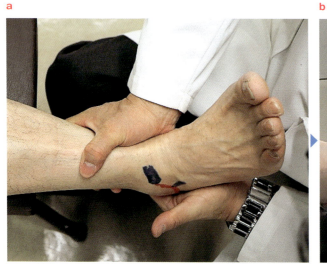

b

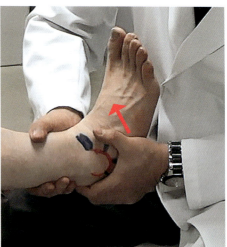

外距腿関節前方引き出しテスト

- 一方の手の母指で外果前縁を把持し，もう一方の手の母指で足根洞を把持する（**図6a**）。足部を内がえしさせるようストレスをかけて，両母指間の距離を健側と比較する（**図6b**）。**図6b**の↔が母指の幅以内であれば不全，それ以上であれば前距腓靱帯の完全断裂を示す。

図6 外距腿関節前方引き出しテスト

a

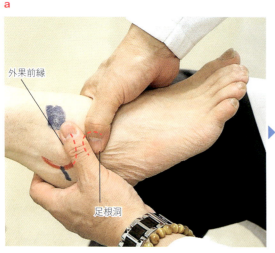

外果前縁

足根洞

b

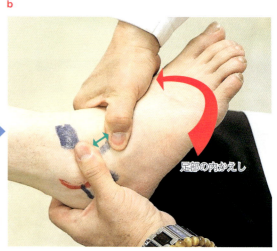

足部の内かえし

2-3 足関節捻挫（足関節外側靱帯損傷）

運動療法

- 腫脹・疼痛の軽減，関節可動域（ROM：range of motion）の改善を目的とする関節モビライゼーション（**図7**）を行う。
- 患者を腹臥位にし，膝関節90°屈曲，足関節を0°とする（**図7a**）。
- 術者は一方の手で前足部を，他方の手で踵部を把持する。
- 膝関節を屈曲する際に足関節が背屈するよう（**図7b**），膝関節を伸展する際は，足関節が底屈するように術者が足部を誘導する（**図7c**）。膝関節屈伸時に足底部とベッドが常に平行を保つよう留意する。
- 可動させる範囲は疼痛の出ない範囲で実施する。
- 目安として10回を2セット行うが，患者の疼痛を随時確認しながら実施する。

図7 関節モビライゼーション

a
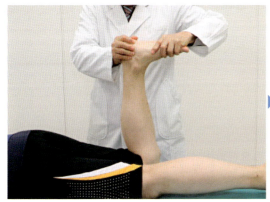

b
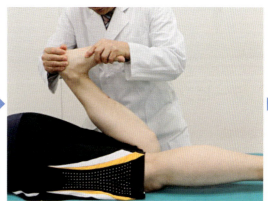

c
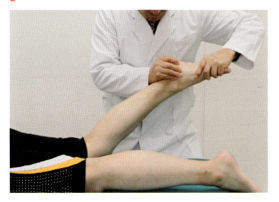

- 前脛腓靱帯損傷を認めた場合,「関節モビライゼーション」は行わず**図8**のような運動療法を行う。
- 術者は脛骨・腓骨の遠位端部を両母指球で把握する(**図8a**)。患者にゆっくり背屈・底屈を3回自動運動するよう指示し,底屈時に内・外側から押し込む(**図8b**)。

図8 前脛腓靱帯損傷時の運動療法

a
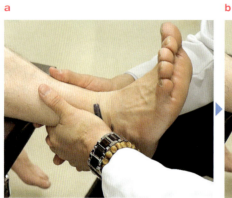

b
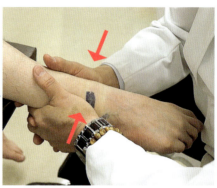

固定

1 テーピング固定

固定肢位

- 前距腓靱帯損傷時は原則足関節0°で固定する。前脛腓靱帯損傷合併時は足関節軽度底屈位で固定する。

使用テーピング

- 伸縮テープで固定を行う。詳細は**図9**の通りである。

図9 使用テーピング

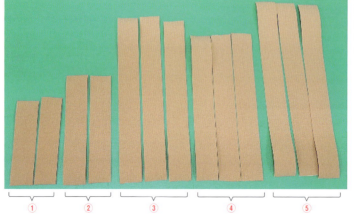

①アンカー(近位)
②アンカー(遠位)
③スターアップ
④ホースシュー
⑤ヒールロック
(①~⑤すべて50mm)

坐位での固定

①坐位でテーピングを施行する場合，患者は足関節0°を維持するのは困難なため，図10のようにマジックテープや包帯などを利用し，患者に協力してもらう．このとき，患者の右手側を強く引くよう指示する（外がえしになるように）．

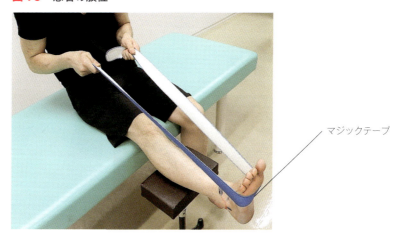

図10　患者の肢位

マジックテープ

②アンカー（図11）

●アンカーを貼付する．

※撮影の妨げになるため，図ではマジックテープをはずしている．実際はテーピングが巻き終わるまで患者はマジックテープを放さず外がえしを維持する．

図11　アンカーの貼付

a

図の赤丸は本文で言及されているテーピングを示す

b

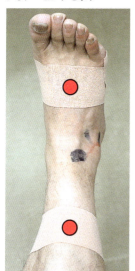
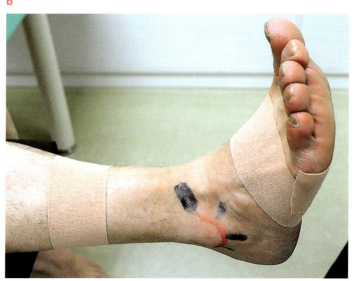

③ホースシュー・スターアップ
- ホースシューの1帯目はこの後に貼付するテープの食い込みを予防する（**図12a**）。
- スターアップは下腿内側のアンカーテープよりスタートし，足底にテープをかけるまではテープにしっかり張力をかける（**図12c**）。下腿外側に貼付する際には足関節に外反を強制しながら貼付する（**図12d**）。
- ホースシューとスターアップの2帯目を施行する。2帯目は**図12e**，**f**のように1帯目よりずらして貼付する。

図12 ホースシュー・スターアップ

a ホースシュー 1帯目①

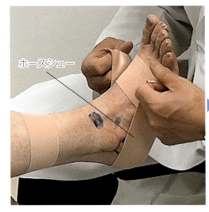

b ホースシュー 1帯目②

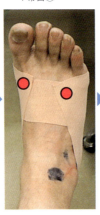

c スターアップ1帯目

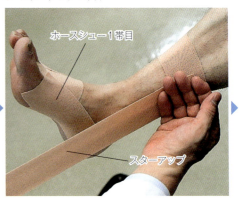

d 足関節の外反

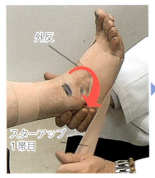

e ホースシュー 2帯目

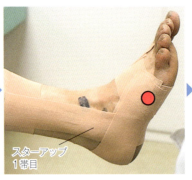

f スターアップ 2帯目

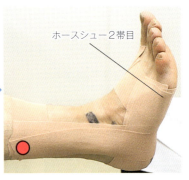

④ヒールロック
- 貼り始めは特にテープを伸張させる必要はないが（**図13a**），**図13b**のときにテープが踵の内側を通過する際はテープを伸張し，足関節が外反するようテープを巻く。

図13　ヒールロック

a　開始時　　　　　　　　　　　　　b　足関節の外反

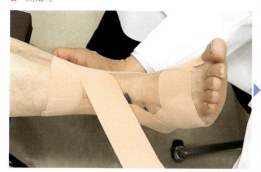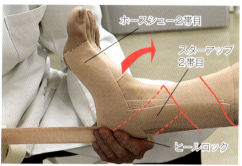

● 次いで外側にもヒールロックを施行する。しかし，あくまでも先に貼付した内反防止のヒールロックを補強する目的で貼付するため，特別テープを伸張させる必要はない（図14）。

図14　ヒールロック　2帯目（外側）

a　　　　　　　　　b　　　　　　　　c

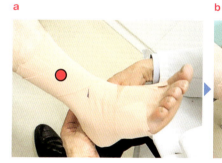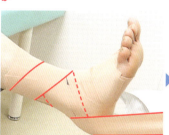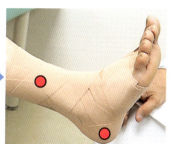

⑤スターアップ・ヒールロック

● さらにスターアップ（3帯目）を貼付する。3帯目もこれまでと同様に足底部を越えるときにテープを伸張させるが，2帯目と足底部で交差するように貼付する（図15a）。
● 足関節の内反防止のため，内側へのヒールロックをもう1本貼付する。1帯目と同様に足関節に外反をかけながらテープを伸張させて貼付する（図15b）。

図15　スターアップ・ヒールロック

a　スターアップ　3帯目　　　　　b　内側ヒールロック　2帯目

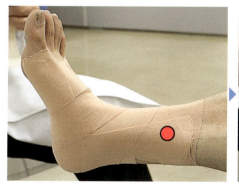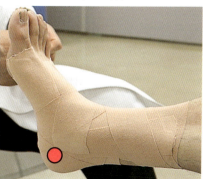

⑥アンカー
●最後に近位側・遠位側ともにアンカーを貼付する（図16）。

図16　アンカーの貼付

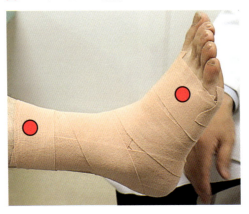

> **Tips**
> ●伸縮テープは皮膚に隙間なく貼付すること。皮膚とテープに間隙が生まれると水疱を形成しやすくなる。

腹臥位での固定

●足関節0°が維持しやすいため，腹臥位での固定が推奨される。

①アンカー
●患者は膝関節90°屈曲位，足関節0°とし，まずアンカーを貼付する（図17）。

②ホースシュー・スターアップ
●坐位のときと同様に，それぞれ2帯貼付する（図17b）。

図17　ホースシュー・スターアップ

a　アンカーの貼付

b　ホースシュー・スターアップの貼付

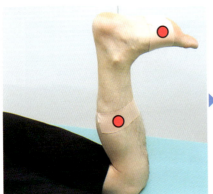
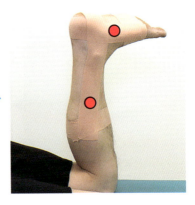

2-3 足関節捻挫（足関節外側靱帯損傷）

③ヒールロック
- 内側に2帯，外側に1帯貼付する（**図18**）。

④スターアップ
- もう1帯，スターアップを貼付する（**図19**）。

⑤アンカー
- アンカーを貼付し，終了（**図20**）。

図18 ヒールロックの貼付	図19 スターアップの貼付	図20 アンカーの貼付
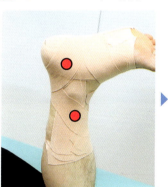	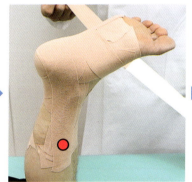	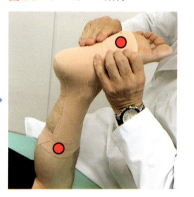

Tips
- 坐位のときと同様に，スターアップ，内側へのヒールロックの際には足関節部をやや外反させて貼付する。
- 3日を目安にテーピングは貼り替えるが，かぶれやすい患者に対してテーピングは困難なこともあるため留意する。

ギプス包帯による固定
- 「下駄骨折」（p.190）参照。

2　パッドと包帯固定

●図21のように腓骨の遠位端部にパッドを当てる。これは損傷部への圧迫を目的とする。次に包帯固定を施す（図22）。

図21　パッド

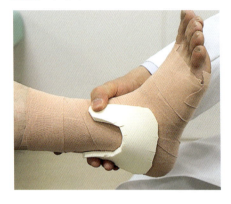

図22　包帯固定

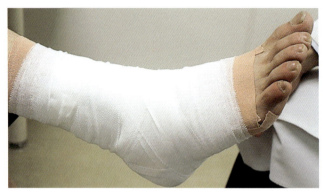

補足

● 留意事項（ワンポイントアドバイス）

●患者指導として足関節を底屈させないことが挙げられる。図23のように，就寝時は雑誌などを利用して足関節部に布団はかけない（布団の重みで底屈する力が働くため）。

図23　就寝時における指導

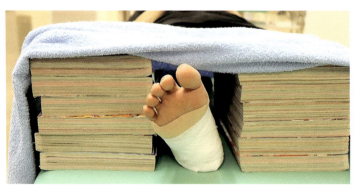

MEMO

2-4 第5中足骨結節部骨折（下駄骨折）

樽本修和，原口力也

概要

中足骨骨折は足部骨折全体の35％と比較的多くを占めている。そのうち第5中足骨骨折は中足骨骨折全体の68％と非常に多い。

第5中足骨近位部を3つの領域に分けて述べたローレンス（Lawrence）らの分類により，疲労骨折・ジョーンズ（Jones）骨折・下駄骨折に分けられる。発生頻度は，疲労骨折が4％，ジョーンズ骨折が3％，下駄骨折が93％である。

下駄骨折は，前足部の内転が強制され，短腓骨筋腱に強い牽引がかかって第5中足骨結節部が裂離骨折を起こしたものである（**図1**）[4]。下駄を履いて歩行中に生じることが多かったため，下駄骨折とよばれるようになった。治療の流れを**図2**に示す。

図1 第5中足骨結節部骨折

a 外観　　　　　　　　　　　　　b 単純X線写真

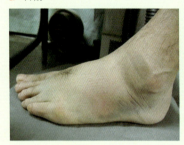
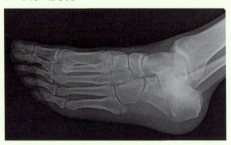

図2 治療の流れ

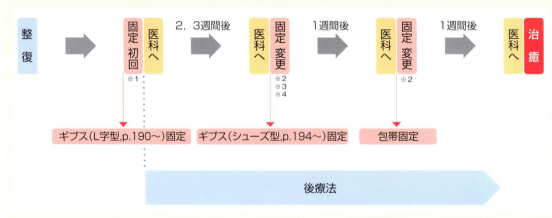

※1 固定肢位は足関節底背屈0°とする。転位がある場合はL字型，ない場合はシューズ型。
※2 医師の指示のもと再固定や固定の変更を行う。
※3 L字型で固定した場合は，医師の指示のもとシューズ型に変更する。
※4 医師の指示のもと，シューズ型固定を除去し，場合によっては包帯固定を行う。

来所時に確認すべき評価のポイント	●受傷機転を確認する ●第5中足骨結節部の限局性圧痛を確認する ●足部の横径と腫脹を確認する

整復法

- 第5中足骨結節部が短腓骨筋により牽引され，骨折部が転位している場合は整復を要する（図3）。
- 患者の肢位は足関節底背屈0°とする。
- 術者は，短腓骨筋腱を外果下方より近位側から寄せるようにして転位した骨片を直圧する（図4）。

図3　第5中足骨結節部骨折
本図では骨片が転位している

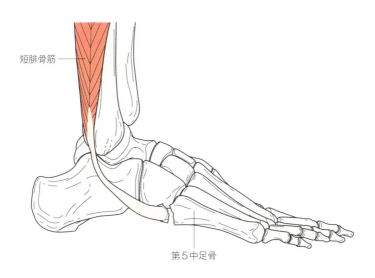

図4　徒手整復
図の赤線は骨折部と短腓骨筋を示す

a　　　　　　　　　　　　b

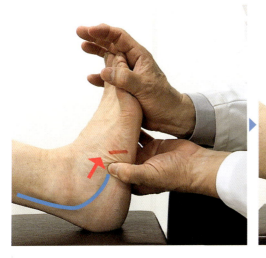 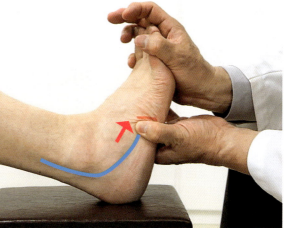

> **Tips**
> - 単なる直圧はあまり意味をなさない。必ず短腓骨筋腱を外果下方近位側から遠位側に寄せて直圧する。

固定法

- 骨折に転位がある場合は「1 患者の肢位設定」～「6 包帯固定」までを初回固定時に行う（L字型固定）が、転位がない場合、初回固定時に「7 ギプスシューズ・包帯固定」を行う。

1 患者の肢位設定

- 足関節0°で固定する。固定の最中に足関節が底屈位になりやすいため（屈筋腱が優位のため）、患者を腹臥位にして固定することを推奨する（図5）。

2 チューブ包帯

- 腹臥位にてチューブ包帯を装着する（図6）。

3 ギプス用包帯

- 骨折部から足趾に向かってギプス用包帯を巻く。踵部は荷重がかかり破損しやすいため、厚めにする（図7）。

図5 固定肢位　　図6 チューブ包帯の施行　　図7 ギプス用包帯の施行

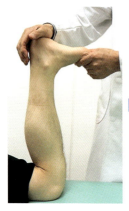
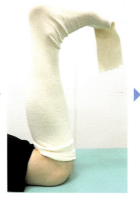
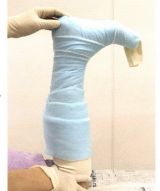

4 キャスト材固定

図8 助手の立ち位置

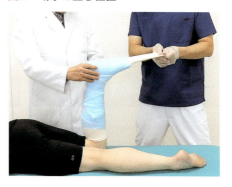

- 術者と助手は図8のように立ち、助手は片方の手で遠位側（足先）のチューブ包帯を、他方の手で踵部を把持する。
- まずキャスト材を図9のように足趾から下腿後面を厚くするため3，4往復する。

2-4 第5中足骨結節部骨折（下駄骨折）

図9 キャスト材固定①

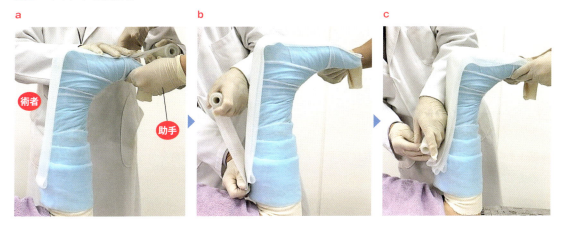

- 次に足趾のやや近位よりキャスト材を巻きはじめる。踵部は厚く，下腿は薄めにする（**図10**）。
- キャスト材を巻き終えたらモールディングを行う。特に足底部はアーチを形成するように行う。

図10 キャスト材固定②

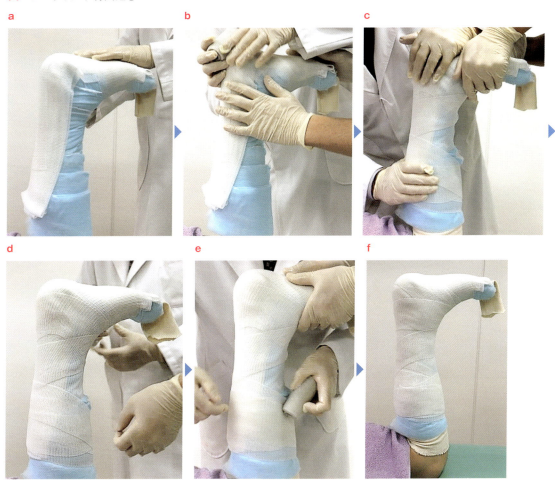

> **Tips**
> ●キャスト材は必ず足趾まで当てること．足趾だけ固定からはみ出てしまうと屈筋腱優位のため，ハンマー趾を惹起する．

5 シャーレの作成

●図11の赤線のように，キャスト材をカットする．また赤丸部分の角をカットし，皮膚への食い込みを防止する．

図11 シャーレの作成

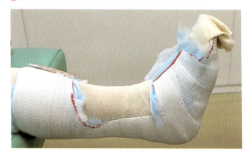

> **Tips**
> ●下腿前面部を切除することで，通気性を良くし，かつ脱着が簡単にできるようにする．
> ●本症のギプスシャーレ（以下，シャーレ）固定は，重度な足関節捻挫の固定にも適応である．

6 包帯固定

●弾性包帯でシャーレを固定する（**図12**，**13**）。

図12 包帯固定

a
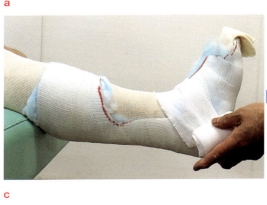

b
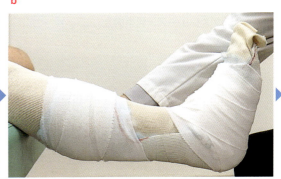

c
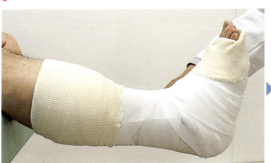

d
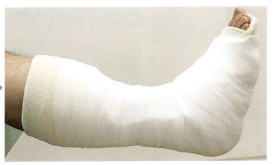

図13 包帯固定の完成図

a 前方より　　b 側方より　　c 後方より

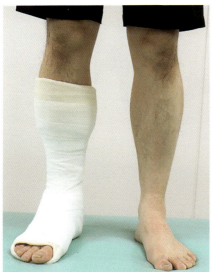 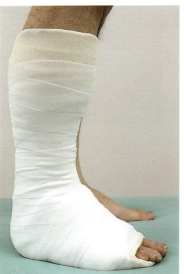 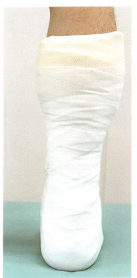

7 ギプスシューズ・包帯固定

●前述のシャーレ固定を施した後に**図14a〜c**の青線部分をカットし，ADL改善のため，ギプスシューズを作成する。

●その後，包帯固定を施す（**図14f〜i**）。

図14 ギプスシューズ・包帯固定

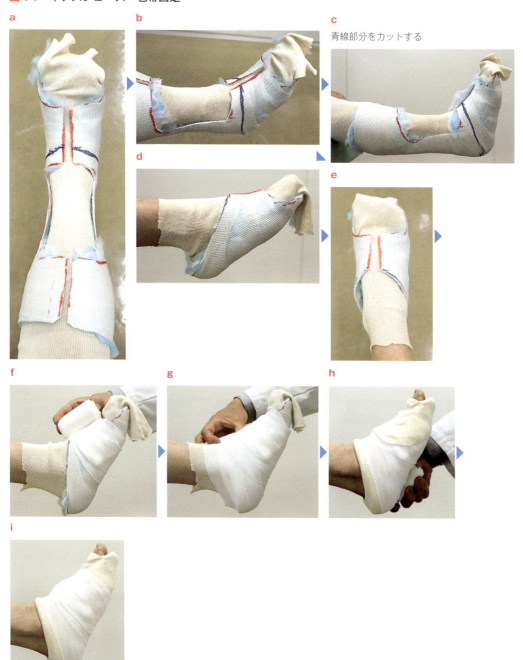

2-4 第5中足骨結節部骨折（下駄骨折）

図15　ギプスシューズ・包帯固定の完成図

a　前方より

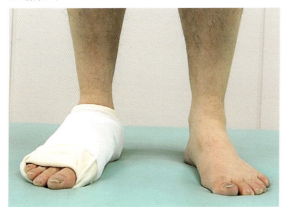

b　後方より

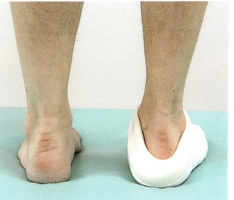

補足

● 留意事項（ワンポイントアドバイス）

- キャスト固定を施行する際には，足関節の肢位を確実に0°を保つことが重要である。

4章

顔面部・体幹の外傷
臨床編

4章 顔面部・体幹の外傷　臨床編

1　顎関節前方脱臼

佐藤光浩，荒木誠一，廣岡　聡

　顎関節前方脱臼は，あくびや歯科での抜歯時，嘔吐時の極度の開口時に発症する．極度の開口時に，下顎骨の下顎頭が側頭骨の関節結節を乗り越えた状態が，顎関節前方脱臼である．日本顎関節学会では，「下顎頭が下顎窩から前方，後方あるいは上方に転位し，顎運動障害が生じた状態」と定義している[1]．脱臼時には外側靱帯，咬筋，外側翼突筋の牽引力によって，前方に固定される（**図1**）．

　顎関節は正常開口時であっても亜脱臼を呈する（**図2**）．ほかの関節と異なり，関節の安定性は軟部組織に依存している．また，最大開口時で脱臼した場合，その多くは両側脱臼を呈する．外傷性脱臼の場合は片側脱臼が多い．

　わが国では，超高齢社会を迎えて高齢者の顎関節脱臼は増加しており，今後も増加すると考えられる[2]．一般的に高齢者の顎関節脱臼は習慣性になることが多いといわれ，適切な治療が施されないと誤嚥性肺炎を併発する可能性がある．パーキンソン病患者などでは，筋強剛や振戦などの錐体外路症状を呈するので，咀嚼筋の協調不全により，顎関節脱臼を引き起こすことがある．また，抗精神病薬の服薬による筋緊張異常，不随意運動などの副作用や脳血管障害の不随意運動が原因で，顎関節脱臼を発症する可能性があるので注意が必要である．

　脱臼防止の指導で，整復後数週間は食事や会話による大きな開口を避け，特にあくびをするときは手で下顎を支えて行うように指導する．硬い食べ物の咀嚼も避けるように生活指導を行う．治療の流れを**図3**に示す．

図1　顎関節前方脱臼時に下顎を前方に固定する筋など

a 外側靱帯

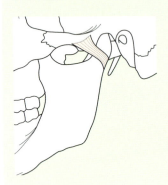

b 咬筋

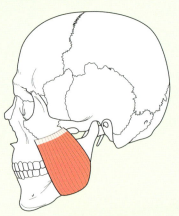

c 外側翼突筋

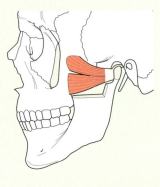

図2 正常開口時の顎関節の様子

a 閉口時

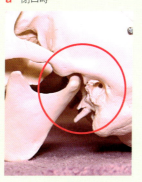

b 開口時

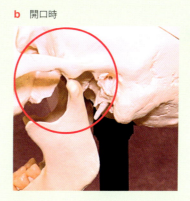

図3 治療の流れ

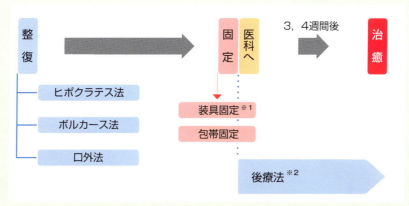

※1 装具は外出中の活動ではずれやすく，呼吸しづらく，長期固定（長時間固定）により顎先に潰瘍を形成しやすい。そのため，安静保持しやすい自宅でのみの固定を指導する。
※2 食事制限として硬いものや大きいものを食べないように指導する。

来所時に確認すべき評価のポイント	●関節窩の浅い女性に多いといわれているが，男性の受傷も多いため，あまり性差にはこだわらないようにする ●患者の口は半開きになっており，患者自身で顎がはずれたことを自覚することが多いため，評価は比較的容易である ●上顎歯列と下顎歯列のバランスを確認する。また片側脱臼の場合，頤部は健側に移動する（図4） ●顎関節部を触知すると，下顎頭が移動しているため，顎関節部の空虚（陥凹）を触知できる。さらに関節前方部に隆起した下顎頭を触知する ●口の開閉が可能か否か確認する。脱臼時はばね様固定を認める

図4 片側脱臼

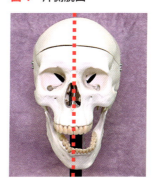

整復法

1 口外法

- 整復の様子を，模型とヒトを比較しながら解説する。
- 術者は患者の背後から自身の胸部で患者の頭部を固定し，両手の母指球で患者の下顎角をしっかりと把持する（**図5**）。事前に患者の汗を清拭し，さらに術者は手袋などを用いて，把持した手が滑らないように留意する。
- 術者は把持した手で圧迫をかける（**図6**）。
- 図6の圧迫を持続したまま下顎骨を下方に牽引する（**図7**）。
- 下顎頭が関節部に引き込まれるような感覚を認めたら，両手4指で下顎をすくい上げる（**図8**）。

※**図5**〜**8**は一連の動作で実施する。

図5　母指球での下顎骨把持

a
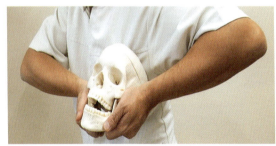
b
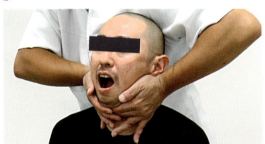

図6　圧迫

a
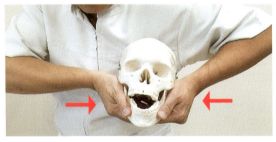
b
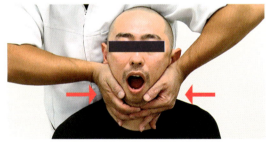

図7　牽引

a
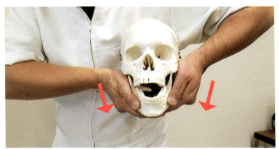
b
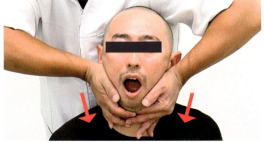

図8　下顎骨のすくい上げ

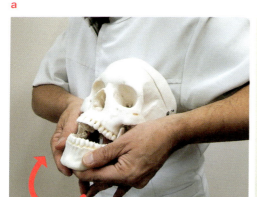
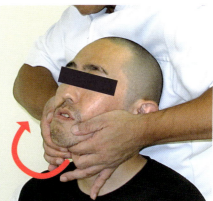

> **Tips**
> ● 整復時は，患者をリラックスさせて筋を弛緩させることが重要である．整復時に患者に「あー」「ばー」と発声させると，筋の弛緩を得やすい．

2　口内法

ヒポクラテス法

- 整復時に患者の頭部が後屈しないよう，枕を挿入するなど，頭部の不安定性をあらかじめ防止しておくことが大切である．
- 術者は両母指を患者の下顎の大臼歯に置く（図9）．
- 大臼歯を介し，下顎骨を後下方に牽引する．
- 口外法同様に下顎頭が引き込まれるような感覚を認めたら，両手4指で下顎をすくい上げる（図10）．

図9　両母指の大臼歯への配置

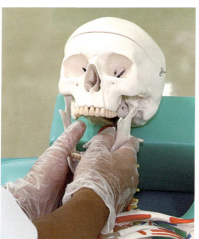
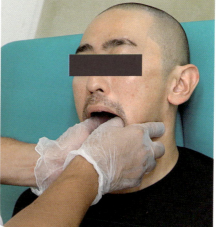

図10　下顎骨のすくい上げ

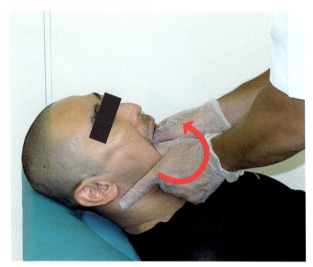

片側脱臼での口内法（図11）

- 術者は片方の手で患側の大臼歯を介し，下方に牽引する。
- 頬骨弓下方で下顎枝前面または筋突起を母指で後方へ奥に押し出す。

図11　片側脱臼での口内法

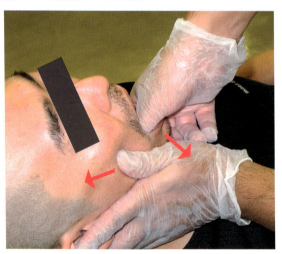

3 ボルカース（Borchers）法

- 術者は**図12**のような体勢で，患者の大臼歯に当てた母指で後下方へと牽引する。「口外法」（p.200）同様に下顎頭が関節部に引き込まれるような感覚を認めたら，両手4指で下顎をすくい上げる。

図12 ボルカース法

a 側方より

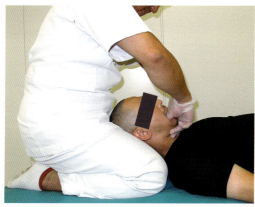

b 前方より

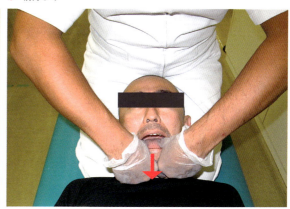

装具による固定

- 装具（チンキャップ付きヘッドギア）により，顎関節の開口および下顎の前方移動を制限する（**図13**）。

図13 装具固定

a 斜め前方より

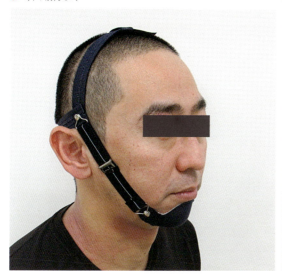

b 側方より

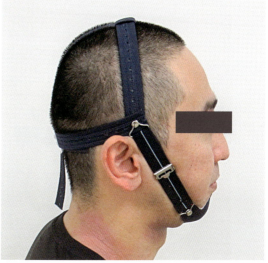

包帯固定（複頭帯）

- 包帯による固定を紹介するが，患者自身で巻けないことや，外観上の問題が生じるため，あまり推奨されない（図14）。

図14　複頭帯

巻き方
①：頭頂→左耳前方→顎下→右耳前方→頭頂
②：左耳上→頚部後方→右耳下方→顎下→左耳前方→頭頂
③：右耳上→頚部後方→左耳下方→顎下→右耳前方→頭頂
その後②③を繰り返す
④：左耳上→頚部後方→右耳下方→顎前方→左耳下方→頚部後方→右耳下方→顎下→左耳前方→頭頂
再度③を施す
⑤：左耳上→頚部後方→右耳上方→額→左耳上方→後頭

a　前方より

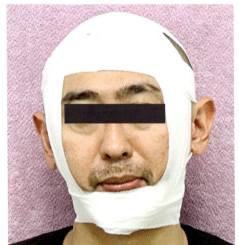

b　左側方より

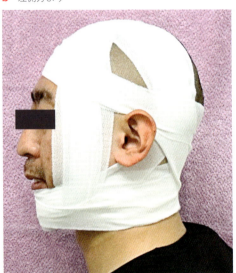

c　右側方より

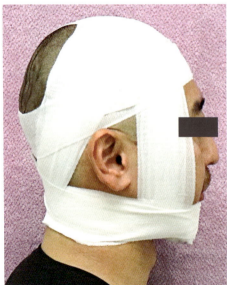

d　後方より

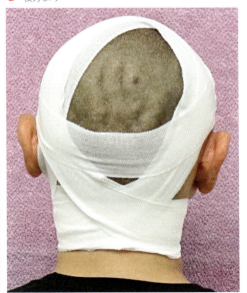

補足

● 留意事項（ワンポイントアドバイス）

- 最大開口時に脱臼することが多いが，受傷機転はさまざまである。
  例：大きなものを食べようとしたとき，大笑いしたとき，てんかん発作，気管挿管，気管検査・歯科治療など
- 高齢で寝たきりの患者は，脱臼が見逃されている場合があるため留意する。
- 口内法は，高齢者などで大臼歯が欠損している際には使用できない。
- 患者への指導として次のことが挙げられる。
  ・頬杖をつかない。
  ・うつ伏せで寝ない。
  ・食べ物は，硬いものや大きいものは食べない。
  ・あくびや笑うときなど，最大開口しない。

4章 顔面部・体幹の外傷 臨床編

2 肋骨骨折

佐藤光浩，荒木誠一，廣岡 聡

概要

　肋骨骨折は，発生頻度が高い骨折である。発症機序には，浴槽やテーブルの角に強打する直達外力（**図1**）や，治療院などでの背部マッサージで，側胸部の肋骨がたわんで骨折する介達外力がある。高齢者の場合には，骨粗鬆症が原因で，くしゃみや咳でも発症することがある。これらの発生機序は，外力が大きくないので胸膜や肺の損傷を合併することは少ない。外力が強い交通事故や，高所からの転落で発症した肋骨骨折は，胸膜損傷，肺損傷の合併を考えなければならない。また，奇異呼吸や緊張性気胸などが疑われた場合は，速やかに医科に搬送しなければならない。肋骨骨折で皮下気腫（**図2**）がみられる場合は，気胸を合併しやすいので気胸の症状に注意し，経過観察を行わなければならない。

　また，ゴルフによる疲労骨折の場合，利き手側ではない方の第5〜7肋骨で肋骨結節から肋骨角の間に発症する（**図3**）。

　肋骨は，単純X線画像では重なって写るため，骨折部位を看過しやすいが，超音波検査で観察すると，単純X線画像よりも感度よく描写されることが多い（**図4**）[1]。治療の流れを**図5**に示す。

図1　直達外力による骨折

a　外観（圧痛部）　　b　単純X線画像（骨折部）

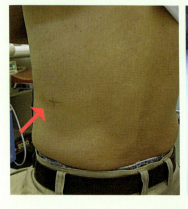
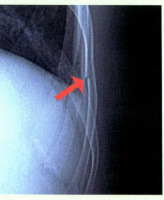

図2　皮下気腫

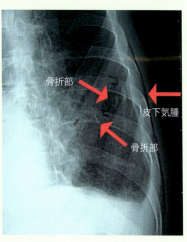

図3　左第7肋骨疲労骨折
肋骨結節から肋骨角の間で発症

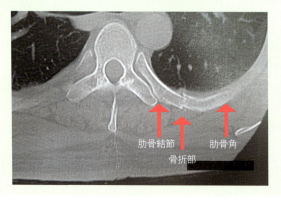

2 肋骨骨折

図4　単純X線画像と超音波画像の比較

圧痛部周囲の単純X線画像では肋骨骨折を確認することができないが，超音波画像では肋骨骨折が確認できる（→部分）

a 単純X線画像①　　b 単純X線画像②　　c 超音波画像

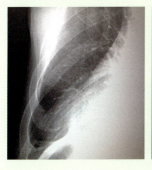
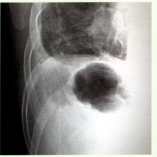
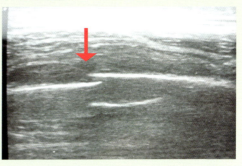

図5　治療の流れ

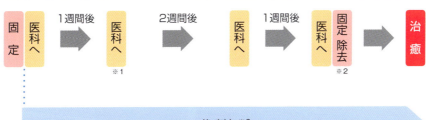

※1　医師の指示のもと骨折部の確認を行う。
※2　医師の指示のもと固定を除去する。
※3　固定の影響で入浴ができない場合，施術所で清拭を行う。

| 来所時に確認すべき評価のポイント | ●患者の来所時の様子を確認する。疼痛のため呼吸は浅く，胸郭をすぼめる傾向があり，また緩慢なすり足歩行などが見受けられる
●性差・年齢層の確認をする。閉経後の女性や高齢者の場合，骨粗鬆症により，くしゃみなど軽微な外力で発症する
●直達外力では骨折部は内方凸に，介達外力では外方凸を呈する場合が多いため，受傷機転を確認する
●呼吸時痛の確認をする。深呼吸をさせると疼痛は増大する。痛む部位も確認する
●疲労骨折を見落とさないため，生活背景（仕事・スポーツなど）の確認をする。（例：ゴルフの右打ちであれば左側の肋骨，剣道・ウェイトトレーニングであれば第1肋骨などを骨折する）
●触診を行う。患者に負担がかからないよう，一方の手で骨折部（骨折の疑いのある箇所）を触診し，他方の手で触診している手の対側に手を置き，身体を安定させる（図6）
●骨折部を触知しながら患者に深呼吸をさせると，軋轢音を触知する場合がある
●肋軟骨損傷は単純X線画像では判断できないため，肋骨骨折の評価に準じて確認を要する |

図6　触診

術者の左手は骨折部周辺，術者の右手は対側を支えている

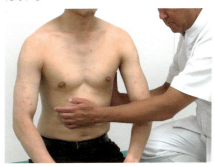

整復法

※肋骨骨折の徒手整復法は二次的損傷を誘発する可能性があるため推奨されない。転位の大きい肋骨骨折の患者が接骨院に来所する頻度は低いと考えられるため，徒手整復はせずに固定のみを施行することが多い。あくまでも参考までに紹介する。

- 本項目では，右第7肋骨外方凸の骨折を想定して解説する。
- 助手が**図7**のように患者の胸郭を広げる。その際，タオルなどを丸めて患者の背中と施術台の間（脊椎部分）に縦に挿入することも有用である。胸郭を広げると患者の疼痛は増大するため，随時，患者の様子を確認する。
- 術者は骨折部を圧迫する。二次的損傷を起こさないように慎重に行う（**図8**）。

図7 助手の位置

a 側方より

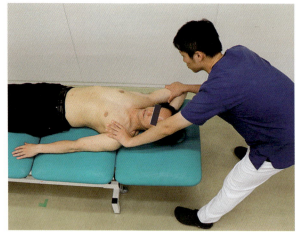

b 頭方より

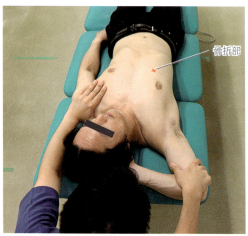

図8 骨折部の圧迫

a 側方より

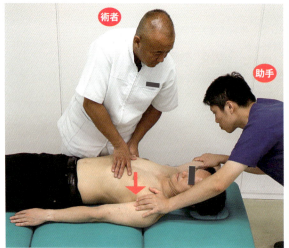

b 頭方より

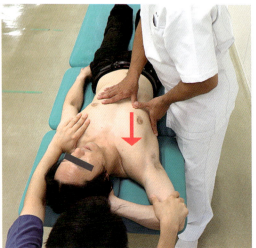

固定

1 材料の準備

●固定に使う材料を**図9**に示す。

図9 固定材料
①：綿包帯（3裂）　②：晒（さらし）　③：包帯止め　④：綿包帯（4裂）　⑤：厚紙副子

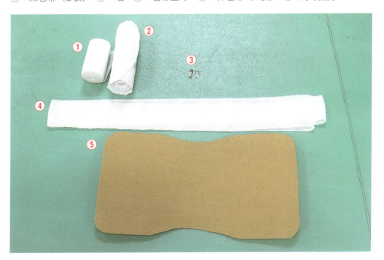

2 助手の位置

●助手は**図10**のように患側の上肢を支える。

図10 助手の位置

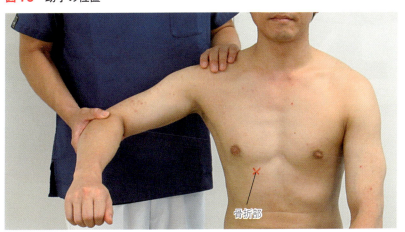

骨折部

3 晒・厚紙副子固定

- 晒固定を施す。その際，患者に深呼吸をさせ，呼気時に固定する（図11a, b）。
- 綿包帯（4裂）を患者の肩から垂らし（図11c），厚紙副子を当てて，晒で固定する（図11d〜i）。
- 綿包帯（3裂）で固定を補強する。巻き始めは帯頭を長めに出しておき（図11j），巻き終えたら帯頭と帯尾を結ぶ（図11l）。
- 患側の肩から垂らしていた綿包帯（4裂）の前方の端を，健側の肩に引き上げ図11mのように縛る。肩部への包帯の結び目が食い込むことを避けるため，綿花などを活用することも有用である。

図11　固定の流れ

a　晒固定①　　　　　　　　　b　晒固定②　　　　　　　　　c　綿包帯（4裂）の挿入

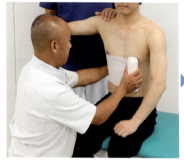 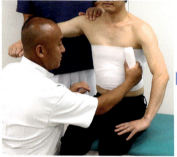 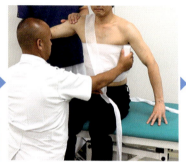

d　厚紙副子の挿入と晒固定①　　e　厚紙副子の挿入と晒固定②　　f　厚紙副子の挿入と晒固定③

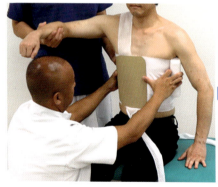 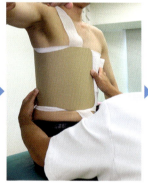 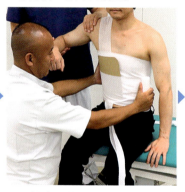

g　厚紙副子の挿入と晒固定④　　h　厚紙副子の挿入と晒固定⑤　　i　厚紙副子の挿入と晒固定⑥

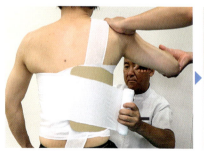 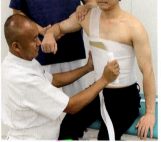 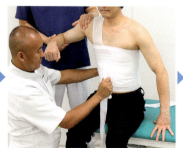

j 綿包帯（3裂）での固定補強① k 綿包帯（3裂）での固定補強② l 綿包帯（3裂）の帯頭と帯尾を結ぶ様子

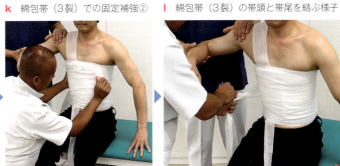

m cの綿包帯（4裂）を肩で結ぶ様子　　n 完成図①　　o 完成図②

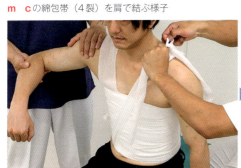 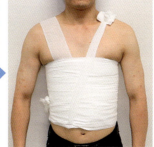 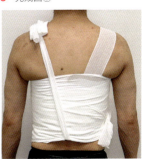

> **Tips**
> ● 患者の呼気時での固定が本症のポイントとなる。「患部を固定する」というより「呼吸を制限させること」を目的とし，結果，患部の安静につながる。しかし，完全呼気で固定を施行すると患者は苦しいため，平常時の呼気と完全呼気の間くらいが望ましい。

4　晒・胸部固定帯固定

● 晒固定を施した後に，胸部固定帯で固定する（**図12**）。

図12　晒・胸部固定帯固定

a 晒固定　　　　　　　　　　　　b 胸部固定帯固定

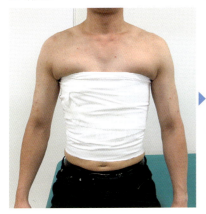 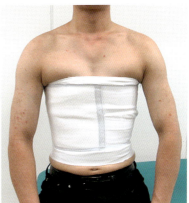

補足

●留意事項(ワンポイントアドバイス)

- 就寝時,患者は仰向けで寝ること,また寝起きの体動が困難なため,座布団・布団などを用いて,角度をつけて就寝することを指導する(**図13**)。角度は患者が最も楽な肢位でよい。
- 固定初期は入浴を控えてもらい(骨折の程度によって異なるが,約1週間),来所したときに清拭する。これは固定を維持させること,また家族の負担を減らすことが目的である。
- 高齢者では,損傷部の疼痛のため,喀痰排出が困難となり,肺炎などを併発することがあるため,配慮して観察する。

図13 就寝時の肢位

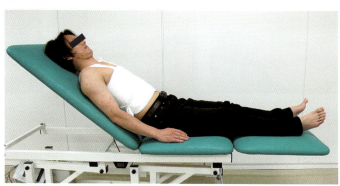

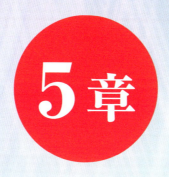

5章

整形外科医から柔道整復師へ
~アドバイスと整形外科医が思うこと~

5章 1 整形外科医から柔道整復師へ
～アドバイスと整形外科医が思うこと～

伊藤正明

診察における注意点

1 紹介状の書き方

最も多い紹介状の用途は，整形外科医への診断を求める場合であろう。単純X線による経過観察の場合もそうである。紹介状には一定の書き方があり，柔道整復師はその書き方の教育は一般的に受けていない。図1に悪い例，図2に良い例を示す。お互いがお互いに敬意を払いながらの関係でなければ，信頼関係は生まれない。

図1　紹介状（悪い例）

○○先生御机下，○○先生御侍史などの脇付を使用せず，先方に十分敬意を払うようにしていない

病態ではなく診断名で記載されている

行っている治療が箇条書きである

判読できる字で書かれていない

図2　紹介状（良い例）

```
                        紹介状・診療情報提供書              ○年○月○日

○○整形外科                                    患側はどちらか，現病歴，身体所見，
○○先生御机下                                  紹介目的を簡潔でわかりやすく記載
              ○○先生御机下，○○先生御侍史などの脇付を    している
              使用し，先方に十分敬意を払うようにしている

下記の患者さんを紹介いたします。何卒よろしくお願いいたします。

患者氏名      ○○ ○○                    男   職業
生年月日      ○月○日       初診で診断を仰ぐときは，
                           診断名は付けずに病態を記
                           載している
傷病名または症状   腰部打撲              既往症および家族歴
                                        嗜好　薬物アレルギー（　　　）
紹介目的       検査・加療・
              その他紹介目的（ご高診                                ）

現在の症状および治療経過
いつも大変お世話になっております。●年●月●日，交通事故です（ドライバー停車中，追突。シートベルト＋）。
歩行可ですが，強い腰痛を訴えております。お手数とは存じますが，腰椎部単純Ｘ線撮影にて精査，ご診察いた
だければと存じます。何卒よろしくお願い申し上げます。
```

> **Point**
> - 御机下，御侍史など，失礼とならないように脇付を使用する。
> - 患側はどちらか，現病歴，身体所見，紹介目的を簡潔にわかりやすく記載する。

2　医学用語の使い方

　正確な医学用語を使うことは，医療において重要である。医学用語はコミュニケーションツールなので，正確な使用が求められる。

　柔道整復師が誤用している例として，マン-ウェルニッケ（柔道整復）がある。正式にはウェルニッケ-マンである。特に解剖に関する用語は正確に使用しなければならない。柔道整復師の教育機関では，必ずしも医学部解剖学教室で教育を受けている者が講義をしているわけではない。その場合，正確な解剖学の用語を使用していない可能性が高い。従って，国家試験対策の本（これらはかなり誤記が多い）ではなく，解剖学の教科書を購入し，その都度確認していく必要がある。

　解剖学以外でも，医学各分野で独自の用語が存在する。整形外科においても解剖学とは異なる整形外科用語が存在する。柔道整復師は我々整形外科医と相談する場合，整形外科用語を使用すること。次に例を挙げる。

・第一関節・第二関節（一般の方が使う俗称）　⇒　DIP関節，PIP関節（整形外科用語）
・緻密骨（解剖学用語）　⇒　皮質骨（整形外科用語）
・寛骨臼（解剖学用語）　⇒　臼蓋（整形外科用語）

各専門科に合わせた用語を使用することが肝要である。

> **Point**
> ● 正しい医学用語を使用する。
> ● 整形外科に相談する場合は，整形外科の用語を優先して使用する。

3 EBM (evidence-based medicine)

　昔は医師においても，高名な先生が「この治療方法が良い」といえばその方法が正しいとされてきた。仮に100名に治療を施して，1例にしか効果がなくともである。しかし，現在はデータが蓄積され，統計学的に有意に効果がある治療方法かどうかを示すことができるようになった。このように，高名な先生の意見でも感覚でもなく，統計学的に効果が証明された治療を行うことをEBMという。本書を読んでいる若い柔道整復師には，ぜひ多くの論文を読み，EBMを実践していってほしい。

骨折・脱臼における注意点

1 合併症・患者説明

　柔道整復師が骨折・脱臼などの外傷において，注意しなければならないことの最優先事項は，神経損傷ならびに血管損傷である。特に上肢の外傷は非常に多く，すべての骨格系外傷の30％ほどを占めている[1]。上肢の外傷では，神経・血管損傷が生じた場合，重篤な機能障害を残してしまう可能性があり，受傷時の評価が重要である。

合併症としての神経・血管損傷

　神経損傷は，骨折に多い合併症である。骨折時の神経損傷を調べるには，運動より知覚を調べることを優先する。運動は疼痛で十分評価できない可能性があるため，骨折・脱臼の整復前に行うことを勧める。知覚異常などの神経学的所見があった場合は，柔道整復師は整復を行わず病院へ搬送し，医師が整復を行った後に，再度神経学的所見を取ることになる。

　神経学的所見はコンパートメント症候群で生じることもあり，その場合は可及的早期に筋膜切開という外科的処置が必要になる。その意味でも，病院への早期搬送は必須である。

血管損傷も，骨折の合併症で最も多い損傷の1つである．血管損傷の見逃しは，機能障害ひいては切断にまで至ることがあるので十分注意する．もし発見した場合は，早急に整形外科に紹介する．

　診察は，皮膚温や皮膚の色のチェック，外傷部より遠位の動脈の拍動（特に左右差）のチェックを行う．ただし，血管損傷（特に動脈）があっても血管拍動が正常な場合もある．神経損傷の半数に血管（動脈）損傷を合併するといわれており[1]，神経損傷のチェックも併せて行うと見逃しが少なくなる．

　例えば鎖骨骨折患者に鎖骨下動脈損傷などが存在すれば，あっという間に腫れ上がり，血腫による呼吸苦，血圧低下などの症状が出てくるので，柔道整復師が対応してはいけない．すぐに病院へ搬送すべきである．

治療の予定・予後についてのインフォームドコンセント

　治療において，以後患者とトラブルにならないために必要なインフォームドコンセント（IC）について解説する．ICとはインフォームド（医療側より情報を与えて），コンセント（患者より同意を得る）という意味である．柔道整復師においても，ICが必要となる．ICのとき話すべき内容は，治療の予定（単純X線撮影をどのくらいの頻度で行うか，ギプス固定は何週間行うのか，など）と予後（将来的に可動域制限が残る，偽関節の可能性がある，など）である．これらに関しては，正確な医学知識と治療方法のため，整形外科医との綿密な打ち合わせが必要となる．そしてICの内容は必ず文章にして，患者にもサインをもらうようにする．

> **Point**
> - 骨折の初期固定を行う場合，神経・血管損傷がないか必ず確認する
> - 少しでも神経・血管損傷を疑った場合は，すぐに整形外科に搬送する
> - ICは患者とのトラブル回避のためにも必ず行うべきである

2　骨折

患者を痛がらせて骨折整復することに意味があるのか？

　柔道整復師は，骨折・脱臼・捻挫の応急処置が許されている．応急処置とは，単なる固定なのか，骨折の整復なのかは議論が分かれる．確かに骨折を整復することには，出血を抑え，腫れさせないという利点がある．しかし，痛みを与えてまでやる医療行為（医療類似行為）であるだろうか．本書の手技には感服するが，実質受け入れられるものは，限定的である．骨折に関しては，疑った場合はまず患者に整形外科を受診させ，整復についても，疼痛のないように整形外科で行い，整形外科と連携のうえ，柔道整復師が経過観察をするのが良いのではないかと考える．

どの骨折が手術適応なのか？

柔道整復師のなかには，「同じ骨折でも，柔道整復師はギプスで治すが，整形外科医は手術で治療する」と思っている方がいる。これは根本的に骨折に対する考えが間違っている。骨折は，どうしても手術しなければ骨癒合しないもの，保存的治療でも十分治療が可能なものかどうかは，データが集積されて統計学的に解析されている。整形外科医もほとんどの骨折は保存的に治療している。つまり柔道整復師が骨折を扱うのであれば，整形外科医と同程度の骨折治療（手術療法の適応）について知識がなければならない。しかし，現在の柔道整復師の教育に骨折の手術適応を扱っている講義項目はない。この点は非常に問題である。そうであるならば，柔道整復師は自ら骨折の手術適応について知識を得なければならない。

表1　柔道整復師が扱ってはいけない骨折

骨折	理由など
複雑骨折（開放骨折）	感染の恐れがある
大腿骨頚部骨折，大腿骨転子部骨折	手術適応
大腿骨骨幹部骨折	手術適応，保存治療では骨癒合しない
脛骨骨幹部骨折	手術適応，保存治療では骨癒合しない
上腕骨骨幹部横骨折	手術適応，保存治療では骨癒合しない
橈骨，尺骨骨幹部骨折	手術適応，保存治療では骨癒合しない
各関節の脱臼骨折	関節面骨折があり，手術適応になることが多い
各関節の関節面骨折	関節面骨折があり，手術適応になることが多い
舟状骨骨折（手）	手術適応，骨癒合しないケースが多い
ジョーンズ骨折（第5中足骨基部疲労骨折）	手術適応，骨癒合しないケースが多い
コーレス骨折（不安定型）	手術適応・変形治癒の可能性あり
指趾骨折（不安定型）	手術適応・機能障害が残る可能性あり

表2　柔道整復師が扱っても良いと考える骨折

※「扱っても良い」と考えるとは，経過観察しても良いという意味である

骨折
鎖骨骨幹部骨折（第3骨片がなく，転位が少ないもの）
コーレス骨折（安定型）
上腕骨外科頚骨折（安定型）
上腕骨骨幹部斜骨折
腓骨骨幹部骨折
足関節捻挫に伴う下駄骨折（第5中足骨結節部骨折）
指趾骨折（安定型）

各骨折の注意点

これらの柔道整復師が扱っても良いと考えられる骨折について，整形外科医の立場からコメントする。

コーレス骨折
- 整復後は，可及的早期に単純X線撮影を行い，整復位の確認を行う。
- 受傷直後にギプスを巻くため，腫脹によりギプストラブルが生じる可能性がある点に，注意する。
- ギプストラブルが生じた場合，必ず医師の診断を仰ぐ。
- 経過観察中に骨片に転位が生じた場合は，以後の治療は医師に委ねる（手術療法を含める）。
- 短縮変形が取れない場合（将来アバットメント症候群となる可能性がある）は，以後の治療は医師に委ねる（手術療法を含める）

　※アバットメント症候群：コーレス骨折など橈骨遠位端に骨折が生じる病態後，橈骨が短縮すると相対的に尺骨が上方化する病態。手関節尺側に疼痛が生じる。

鎖骨骨幹部骨折
- 鎖骨骨幹部は，骨膜が豊富で骨癒合しやすい。
- Andersenらは，鎖骨8の字固定と三角巾による固定とでは骨癒合・機能に有意差はないと報告している[2]。つまり8の字固定はそこまで意味がなく，除痛をしっかり行うことに意味がある。
- 同じ骨折でも，遠位端骨折は骨膜がなく骨癒合しづらい。同様の骨折と思わないことが肝要である。

手指の骨折
- 手では骨癒合も重要であるが，機能回復も重要である。固定期間が長くなれば腱の癒着が生じ，機能が低下する。X線で骨癒合が生じる前に，軟部組織で骨折部周囲が覆われ，骨折部は動かなくなる。その時期に医師より指示をもらい，可動域訓練を行うのが正しい保存的治療である。ただ骨癒合しただけで治療がうまくいったと思ってはいけない。機能が元通りに戻って初めて治療として良くなったといえる。

> **Point**
> - 骨折が疑われる場合は初期固定のみ行い，まず整形外科で単純X線撮影を行い，骨折の有無を確認する。
> - 神経・血管損傷には十分注意を払う。
> - 骨折治療の正しい知識を習得し，整形外科医と連携して治療にあたる。

3 脱臼

脱臼の方向を正確に表現できるか？

　脱臼において，方向を正確に表現できるだろうか。例えば前方脱臼は何からみて，何が前方に脱臼しているか正確に理解しているだろうか。脱臼方向の表示は，中枢側（体幹に近い）の骨からみて末梢側の骨が前方に脱臼していれば前方脱臼，後方に脱臼していれば後方脱臼と表現する。

どの脱臼が麻酔下整復・手術適応なのか？

　柔道整復師の「整復」の由来は，脱臼整復である。そうであるとはいえ，現在はすべての脱臼を柔道整復師が扱うことは難しい。

表3　柔道整復師が扱ってはいけない脱臼

脱臼	理由など
胸鎖関節後方脱臼	神経・血管束を圧迫しているために，非常に注意深く手術で整復する
肩関節脱臼（大きなヒル-サックス損傷があり，かみこんでいるもの）	・麻酔をかけて愛護的に整復する ・麻酔下整復困難の場合，手術適応
股関節脱臼	・交通事故などのmajor traumaで生じるため，柔道整復師が遭遇することは少ない ・麻酔下整復 ・整復困難の場合，手術適応
膝関節脱臼	・交通事故などのmajor traumaで生じるため，柔道整復師が遭遇することは少ない ・麻酔下整復 ・整復困難の場合，手術適応
足関節脱臼	・交通事故などのmajor traumaで生じるため，柔道整復師が遭遇することは少ない ・麻酔下整復 ・整復困難の場合，手術適応
ショパール・リスフラン関節脱臼	・交通事故などのmajor traumaで生じるため，柔道整復師が遭遇することは少ない ・麻酔下整復 ・整復困難の場合，手術適応

表4　柔道整復師が扱っても良いと考える脱臼

※「扱っても良い」と考えるとは，経過観察しても良いという意味である

脱臼	理由など
肩関節脱臼	−
肩鎖関節脱臼	もともと肩鎖関節脱臼は整復しなくとも機能的には問題はない
肘関節後方脱臼（尺骨鉤状突起が骨折していないもの）	−
手指関節脱臼	−
顎関節脱臼	−

各脱臼の注意点

肩関節脱臼

　肩関節は脱臼しやすく，全関節の脱臼のうちの約50％といわれている。そのうち約90％が前方に脱臼する。肩関節脱臼の整復において1番注意しなければいけない点は，骨折を引き起こさないようにすることである。具体的には肩関節脱臼のほとんどが，上腕骨頭が関節窩に対して前下方に脱臼する。整復時は，骨頭後方と関節窩前方がぶつかり，骨折を起こす。このとき生じた関節窩側の骨折を「骨性バンカート（Bankart）損傷」（図3），上腕骨後上方の骨折を「ヒル-サックス（Hill-sachs）損傷」（図4）という。

　なかには大結節骨折も合併した脱臼骨折で，徒手整復困難な症例も存在するので，無理に整復してはいけない（図5）。合併症には腱板断裂と腋窩神経麻痺があり，これら3つで「肩のunhappy triad」といわれている。

　脱臼時，整復前に腋窩神経領域の知覚をチェックすることは重要である。また整復後，挙上が悪ければMRI撮影を行う。とにかく，愛護的整復が重要である。

図3　骨性バンカート損傷
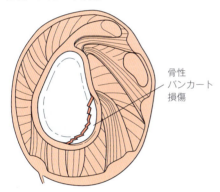

図4　ヒル-サックス損傷
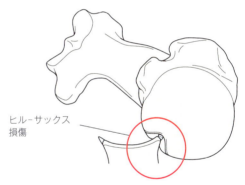

図5　大結節骨折の合併
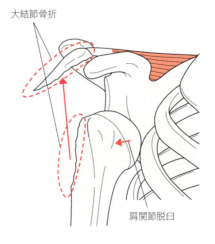

肩鎖関節脱臼

　整形外科医にとって，肩鎖関節脱臼の外科的治療はいまだ解決されない問題の1つである。手術を行っても完全整復位を保持することは難しい。そのうえ，脱臼したままでも機能的には問題がなく，美容上の問題があるだけである。当然，保存的治療で整復位が保持されず，本書のような治療を行うこと自体に疑問がある。

胸鎖関節後方脱臼

　前胸部を強い力で打撲した場合，この脱臼が生じることがある（図6）。柔道やラグビーなどのスポーツで生じることが多い。受傷後，患者は猫背で胸を抱え込むような肢位を取り，痛みを訴える。治療は，外科的に神経・血管を保護しながら愛護的に整復する。外科的治療の対象なので，柔道整復師の扱う外傷ではない。

肘関節後方脱臼

　単に脱臼を整復するだけではなく，機能も維持する治療を行う必要がある。尺骨鉤状突起が骨折している場合，再脱臼の確率が高まるため，外科的に鉤状突起の固定を行う。

図6　胸鎖関節後方脱臼

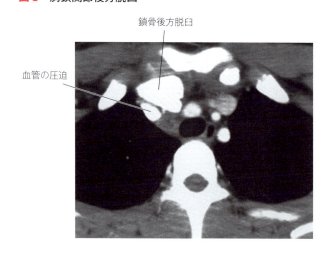

　以上，骨折・脱臼に関しては必ず整形外科医と連携し，アドバイスを受けながら治療を行うことが大切である。

引用・参考文献

1-1 医療面接（問診）
1) 南郷栄秀：医療面接の基本と客観的臨床能力試験（OSCE）．臨床評価，40（2）：395-400, 2013.
2) 守屋秀繁 編：整形外科診療実践ガイド, p2-3, 文光堂, 2006.
3) 福井次矢 編：医療面接から診断へ, p7-11, 中山書店, 2002.
4) 中村利孝 ほか監：標準整形外科学 第13版, p94-98, 医学書院, 2017.
5) 越智隆弘 ほか編：肩の外来, p22-24, メジカルビュー社, 1999.
6) 高橋邦泰 ほか編：整形外科学テキスト 改訂第3版, p7-8, 南江堂, 2011.
7) 平澤泰介 ほか監：柔道整復外傷学ハンドブック【総論】第2版, p198-206, 2016.
8) 公益社団法人全国柔道整復学校協会 監：柔道整復学・理論編 改訂第6版, p86-87, 2018.

1-4 四肢計測
1) 和才嘉昭 ほか著：測定と評価 第2版, 医歯薬出版, 1987.

1-5 関節可動域（ROM）計測
1) 日本整形外科学会・日本リハビリテーション医学会：関節可動域表示ならびに測定法, 1995.

1-6 徒手筋力評価（MMT）
1) Helen J. Hislop ほか著：新・徒手筋力検査法 原著第9版, 協同医書出版社, 2019.

1-7 整復と固定
1) 竹内義享 監：柔道整復師国家試験 実戦マスター 柔道整復理論, 医歯薬出版, 2012.
2) 公益社団法人全国柔道整復学校協会 監：柔道整復 整形外科学 改訂第3版, 南江堂, 2007.
3) 公益社団法人全国柔道整復学校協会 監：柔道整復学・実技編 改訂第2版, 南江堂, 2012.

2-1-1 肩関節前方脱臼
1) 井樋栄二 ほか編：標準 整形外科学 第13版, 医学書院, 2017.
2) 糸満盛憲 ほか編：運動器外傷治療学, 医学書院, 2009.
3) 土屋弘行 ほか編：今日の整形外科治療指針 第7版, 医学書院, 2016.
4) 守屋秀繁 ほか編：整形外科診療実践ガイド, 文光堂, 2006.
5) 伊藤 譲 編著：柔道整復外傷学ハンドブック 上肢, 医道の日本社, 2010.

2-1-2 肩鎖関節脱臼
1) 馬場久敏 ほか編：標準整形外科 第12版, 医学書院, 2014.
2) 糸満盛憲 ほか編：運動器外傷治療学, 医学書院, 2009.
3) 富士川恭輔 ほか編：骨折・脱臼 第3版, 南山堂, 2012.
4) 守屋秀繁 ほか編：整形外科診療実践ガイド, 文光堂, 2006.
5) 伊藤 譲 編著：柔道整復外傷学ハンドブック 上肢, 医道の日本社, 2010.
6) 高岸憲二 編：図説 新 肩の臨床, メジカルビュー社, 2006.
7) 糸満盛憲 編：運動器外傷治療学, 医学書院, 2009.
8) 三木堯明 著：整形外科 Reference 骨折と外傷 改訂2版, 金芳堂, 2005.

2-1-3 鎖骨骨折
1) 馬場久敏 ほか編：標準整形外科 第12版, 医学書院, 2014.
2) 糸満盛憲 ほか編：運動器外傷治療学, 医学書院, 2009.
3) 富士川恭輔 ほか編：骨折・脱臼 第3版, 南山堂, 2012.
4) 守屋秀繁 ほか編：整形外科診療実践ガイド, 文光堂, 2006.
5) 伊藤 譲 編著：柔道整復外傷学 ハンドブック 上肢, 医道の日本社, 2010.
6) 村地俊二 ほか編：骨折の臨床 3版, 中外医学社, 1996.
7) 公益社団法人全国柔道整復学校協会 監：柔道整復学・理論編 改訂第5版, 南江堂, 2009.

2-2-1 肘関節後方脱臼
1) 富士川恭輔 ほか編：骨折・脱臼 改訂3版, 南山堂, 2012.
2) 馬場久敏 ほか編：標準整形外科学 第12版, 医学書院, 2014.
3) 糸満盛憲 編：運動器外傷治療学, 医学書院, 2009.
4) 伊藤 譲 編著：柔道整復外傷学, 医道の日本社, 2010.

2-2-2 肘内障
1) 富士川恭輔 ほか編：骨折・脱臼 第3版, 南山堂, 2012.
2) 糸満盛憲 ほか編：運動器外傷治療学, 医学書院, 2009.
3) 守屋秀繁 ほか編：整形外科診療実践ガイド, 文光堂, 2006.
4) 井樋栄二 ほか編：標準 整形外科学 第13版, 医学書院, 2017.
5) 伊藤 譲 編著：柔道整復外傷学 ハンドブック 上肢, 医道の日本社, 2010.

2-2-3 コーレス骨折
1) 富士川恭輔 ほか編：骨折・脱臼 改訂3版, 南山堂, 2012.
2) 村地俊二 ほか編：骨折の臨床 第3版, 中外医学社, 1996.
3) 馬場久敏 ほか編：標準整形外科学 第12版, 医学書院, 2014.
4) 糸満盛憲 編：運動器外傷治療学, 医学書院, 2009.

2-3-1 中手骨頚部骨折（ボクサー骨折）
1) 井樋栄二 ほか編：標準 整形外科学 第13版, 医学書院, 2017.
2) 糸満盛憲 ほか編：運動器外傷治療学, 医学書院, 2009.
3) 土屋弘行 ほか編：今日の整形外科治療指針 第7版, 医学書院, 2016.
4) 守屋秀繁 ほか編：整形外科診療実践ガイド, 文光堂, 2006.
5) 伊藤 譲 編著：柔道整復外傷学 ハンドブック 上肢, 医道の日本社, 2010.

2-3-2 近位指節間関節背側脱臼
1) 伊藤 譲 編著：柔道整復外傷学 ハンドブック 上肢，医道の日本社，2010．
2) 公益社団法人全国柔道整復学校協会 監：柔道整復学・理論編 改訂第6版，2018．

2-3-3 ロッキングフィンガー
2) 公益社団法人全国柔道整復学校協会 監：柔道整復学・理論編 改訂第6版，2018．

2-3-4 マレットフィンガー（槌指）
1) 伊藤 譲 編著：柔道整復外傷学 ハンドブック 上肢，医道の日本社，2010．

3-1-1 膝関節内側側副靱帯損傷
1) 坂井建雄 ほか監訳：プロメテウス解剖学アトラス 解剖学総論／運動器系，医学書院，2017．

3-1-3 半月板損傷
1) 坂井建雄 ほか監訳：プロメテウス解剖学アトラス 解剖学総論／運動器系，医学書院，2017．

3-2-1 下腿三頭筋肉ばなれ
1) 宗田 大 専門編集：下肢のスポーツ外傷と障害，中山書店，2011．
2) 吉田昌弘 ほか編：下肢のスポーツ疾患治療の科学的基礎：筋・腱・骨・骨膜，NAP Limited，2015．
3) 黒澤 尚 ほか編：スポーツ外傷学Ⅳ 下肢，医歯薬出版，2001．
4) 公益社団法人全国柔道整復学校協会・教科書委員会 編：柔道整復学・理論編 改訂第6版，南江堂，2018．
5) 栗山節郎 著：スポーツ傷害・救急ハンドブック，p49，不昧堂出版，1987．
6) 中村利孝 ほか監：標準 整形外科学 第13版，医学書院，2017．
7) 福林 徹 ほか著：下肢のスポーツ疾患治療の科学的基礎：筋・腱・骨・骨膜，p19，ナップ，2015．

3-2-2 アキレス腱断裂
1) 宗田 大 専門編集：下肢のスポーツ外傷と障害，中山書店，2011．
2) 高倉義典 編：足・下腿 部位別スポーツ外傷・障害，南江堂，1995．
3) 公益社団法人全国柔道整復学校協会・教科書委員会 編：柔道整復学・理論編 改訂第6版，南江堂，2018．

3-2-3 足関節捻挫（足関節外側側副靱帯損傷）
1) Waterman BR, et al.: The epidemiology of ankle sprains in the United States. J Bone Joint Surg Am, 92:2279-2284, 2010.
2) Wikstrom EA, et al.: Understanding and treating lateral ankle sprains and their consequences: a constraintsbased pproach. Sports Med, 43:385-393, 2013.
3) Ferran NA, et al.: Epidemiology of sprains of the lateral ankle ligament complex. Foot Ankle Clin, 11:659-662, 2006.

3-2-4 第5中足骨結節部骨折（下駄骨折）
1) Spector FC, et al.: Lesser metatarsal fractures. Incidence, management and review. J Am Podiatry Assoc. 74(6): 259-264, 1984.
2) Petrisor BA, et al.: The epidemiology of metatarsal fractures. Foot Ankle Int. 27(3): 172-174, 2006.
3) Lawrence SJ, et al.: Jones' fractures and related fractures of the proximal fifth metatarsal. Foot Ankle, 14(6): 360-363, 1993.
4) 国分正一 ほか監：標準整形外科学 第10版，医学書院，2008．

4-1 顎関節前方脱臼
1) 日本顎関節学会 編：新編 顎関節症，永末書店，2013．
2) 金澤 香 ほか：顎関節脱臼患者の動態に関する予備的予測―（公社）日本口腔外科学会口腔外科疾患調査（1998-2009）に基づく推定―，日顎誌，25: 104, 2013．

4-2 肋骨骨折
1) 冨士川恭輔 ほか編：骨折・脱臼 改訂3版，南山堂，2012．

5 整形外科医から柔道整復師へ
1) 小関一英 監訳：外傷患者の初期診療：エビデンスに基づくアプローチ，p132，メディカル・サイエンス・インターナショナル，2005．
2) Andersen K, et al.: Treatment of clavicular fractures: figure-of-eight bandage versus a simple sling. Acta Orthop Scand. 58:71, 1987.

索 引

あ

アイシング	158
アキレス腱	164
厚紙	210
アプレー圧迫テスト	148
アルマン分類	40, 48
アルミ副子	104, 109, 117, 132
アンカー	181, 184
安全肢位	117
医学用語	215
インフォームドコンセント	128, 217
運動療法	142, 153, 179
腋窩	
──神経損傷	26
──枕子	52
──動脈損傷	26
尾崎法	34
オーバーラッピングフィンガー	99

か

回外・回内法	75, 76
回外転位	80, 92
回外法	74
外距果関節前方引き出しテスト	178
回旋転位	99, 100
外旋転位	100
外旋法	35
外側靱帯	198
外側側副靱帯	70, 136
外側翼突筋	198
介達外力	48, 157, 206
回内法	72
外反ストレステスト	136
下肢周径	14
下肢長	12
家族歴	5
下腿三頭筋	156
片側脱臼	199, 202
かぶれ	174
簡易固定	172
感覚検査	11
患者指導	134, 174
関節可動域	15
関節モビライゼーション	179
既往歴	4
機能的肢位	21
ギプス	
──シューズ	194
──用包帯	84, 95, 96, 105, 190
──用補助踵	161
キャスト材	22, 66, 95, 96, 107, 108
──固定	84, 190
胸郭の拡大	50
局所の観察	7
近位指節間関節	112
筋緊張	93
筋収縮	149
金属副子	65
クォータースクワット	154
屈曲整復法	19, 90
脛骨プラトー	150
血腫の軽減	158
ケニーハワード型スリング固定	40
ケニーハワード装具	40, 45
牽引直圧整復法	19, 79
肩甲骨回旋法	36
腱性マレットフィンガー	128
口外法	200
槓杆作用	101
後距腓靱帯	176
咬筋	198
後十字靱帯	143
──損傷	147
交通事故	48
口内法	201
骨棘	122
骨性バンカート損傷	24
骨性マレットフィンガー	128
固定	
──期間	134
──具	165
──材料	22
──肢位	134
──の原則	21
──の目的	20
──範囲	21
根拠に基づく医療	2

さ

鎖骨	48
──骨折の病態	49
──の形態	48

――バンド	52
晒	210
示指～小指ロッキングフィンガー	124
視診のポイント	8
持続牽引法	20, 91
下巻き	169
膝蓋跳動	137, 143
自動運動	15
ジャネッキー法	29
シャーレ	67, 87, 88, 97, 192
就寝時	57
縦断裂	144
受傷	
――機序	71
――原因	4
――時期	4
――時の状況	4
主訴	3
循環障害	22
紹介状	214
上肢周径	13
上肢長	12
症状	3
掌側板損傷	113
踵腓靱帯	176
上腕骨顆上骨折	60
職業	5
触診	150
――の訓練	9
――の実際	10
触覚	11
ショーファー骨折	78
神経麻痺	22
伸縮テープ	118, 133, 168
スターアップ	182, 184
スティムソン便法	44
スティムソン法	36
スパズ法	27
スポーツ	5
――外傷	48
――障害	40
スミス骨折	78
スリング・アンド・スウェイズ	38
生活様式	5
整復	19
性別	3
ゼロポジション法	32
前距腓靱帯	176
前十字靱帯	142
――損傷	136
全身の観察	6

前方引き出しテスト	146, 177
側副靱帯損傷	113, 120, 136

た

体型	7
大腿四頭筋セッティング	141, 153
他動運動	15
短距腓骨筋腱	189
短縮転位	81, 93, 101
中手骨骨頭隆起	98
チューブ包帯	84, 95, 104, 190
蝶番関節	112
直達外力	48, 157, 206
チンキャップ付きヘッドギア	203
痛覚	11
突き指	112
デ・パルマ分類	40
転倒	48
橈骨遠位端骨折	78
橈骨輪状靱帯	70
橈側転位	82, 93
徒手筋力テスト	17
徒手検査法	138, 144, 150
徒手整復	19, 46, 189
トッシー分類	40
トリミング	86
トンプソンテスト	173, 174

な

内側側副靱帯	136, 148
――の触知	138
内反ストレステスト	136, 178
ナックルパート	98
二次的損傷	208
布懸け法	63, 64
熱可塑性キャスト材	165, 166, 170
年齢	3

は

背側転位	82, 94
拍動性腫瘤	49
バケツ柄断裂	142, 144, 148
パッド	186
バディ固定	110, 120
バートン骨折	78
バンカート損傷	24
半月板	148
皮下気腫	206
腓腹筋	156
皮膚障害	133, 134
ヒポクラテス法	37, 201

病歴聴取	2
ヒル-サックス損傷	24
ヒールロック	182, 185
ファレス法	32
フィンガートラップ	94, 97
複頭帯	204
便宜肢位	21
包帯交換	47, 58
包帯固定	108, 119, 193
歩行指導	163
母指ロッキングフィンガー	125
ホースシュー	182, 184
ボルカース法	203

ま

マジックテープ	181
マックマレーテスト	148, 151
マレットフィンガーの固定肢位	131
脈の触診	11
ミュンスターギプス	88
ミルキング	167
ミルヒ法	29
モールディング	85, 96

ら・わ

来所時の観察	6
ラックマンテスト	142, 144
ラテラルピボットシフトテスト	145
立位姿勢	7
リバーススティムソン法	27
良肢位	21, 121
ロッキング	122, 142, 148, 155
ロックウッド分類	40
ローレンス	188
鷲手様変形	98

欧文・数字

Allman分類	40, 48
anterior cruciate ligament (ACL)	142
Bankart損傷	24
Barton骨折	78
Borchers法	203
buddy taping	110, 120
chauffeur骨折	78
de Palma分類	40
evidence-based medicine (EBM)	2, 216
FARES法	32
Hill-Sachs損傷	24
Hippocrates法	37
history taking	2
Janecki法	29
Kenny Howard sling haler	40
Lachman test	144
lateral collateral ligament (LCL)	136
lateral pivot shift test	145
Lawrence分類	188
MCL用固定装具	141
McMurray test	148
medial collateral ligament (MCL)	136
medical interview	2
Milch法	31
MMTの評価基準	17
MMTの目的	17
Nテスト	146
PIP関節	112
posterior cruciate ligament (PCL)	143
range of motion (ROM)	15
――計測	15
――計測の基準	15
――計測の注意点	16
reverse Stimson法	27
Rockwood分類	40
scapula manipulation法	36
sling and swathe	38
Smith骨折	78
Spaso法	27
Stimson法	36
Thompson test	173
Tossy分類	40
1人整復法	64
2人整復法	62
3人整復法	61

クリニカル・レクチャー　柔道整復 実践技術

2019年 3月10日　第1版第1刷発行
2021年 4月20日　　　第2刷発行

- 監　修　平澤泰介　ひらさわ　やすすけ
- 編　集　樽本修和　たるもと　ながよし
- 発行者　三澤　岳
- 発行所　株式会社メジカルビュー社
　〒162-0845 東京都新宿区市谷本村町2-30
　電話　03(5228)2050(代表)
　ホームページ　https://www.medicalview.co.jp

　営業部　FAX 03(5228)2059
　　　　　E-mail　eigyo@medicalview.co.jp

　編集部　FAX 03(5228)2062
　　　　　E-mail　ed@medicalview.co.jp

- 印刷所　シナノ印刷株式会社

ISBN 978-4-7583-1939-3　C3047

©MEDICAL VIEW, 2019. Printed in Japan

- 本書に掲載された著作物の複写・複製・転載・翻訳・データベースへの取り込みおよび送信（送信可能化権を含む）・上映・譲渡に関する許諾権は，（株）メジカルビュー社が保有しています．
- JCOPY〈出版者著作権管理機構 委託出版物〉
  本書の無断複製は著作権法上での例外を除き禁じられています．複製される場合は，そのつど事前に，出版者著作権管理機構（電話 03-5244-5088，FAX 03-5244-5089，e-mail：info@jcopy.or.jp）の許諾を得てください．
- 本書をコピー，スキャン，デジタルデータ化するなどの複製を無許諾で行う行為は，著作権法上での限られた例外（「私的使用のための複製」など）を除き禁じられています．大学，病院，企業などにおいて，研究活動，診察を含み業務上使用する目的で上記の行為を行うことは私的使用には該当せず違法です．また私的使用のためであっても，代行業者等の第三者に依頼して上記の行為を行うことは違法となります．